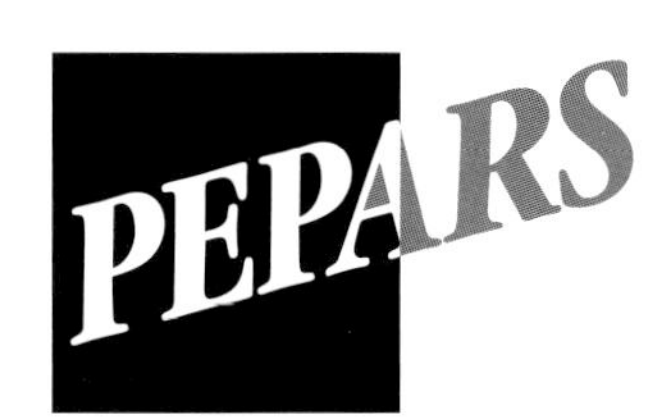

【ペパーズ】

編集企画にあたって…

2005年に創刊されたPEPARSは，「明日の臨床に役立つ」ことをコンセプトにした雑誌です．手術の方法やコツが詳しく書かれており，実際の臨床現場でも手術の直前に書棚から手に取って見直すことが多く，若手医師からも手術を学ぶにあたって最初にあたる書籍だという声をよく聞きます．

口唇口蓋裂は形成外科のなかでも花形の手術と言えます．病気をもって生まれた子が，手術によって生まれ変わるかのように変貌を遂げ，社会参画を果たしていく．その過程に携わることのできる魅力が，多くの関心を引き付けているのだと考えています．

しかし，この領域はハードルも高い．その理由は，他の領域に比較すれば患者さんが少なく，また1人のお子さんの人生を左右するという責任の重さから，経験できる機会が限られているからです．結果的に，少数のエキスパートが手術を担当し，一子相伝として数少ない弟子たちにその技術が伝承されていく．弟子たちはみな，エキスパートの経験とコツの中にある不文律を明文化する苦労を感じています．本誌でこれまでに幾度となく特集が組まれていることは，この関心とハードルの高さを物語っているのだと考えます．

外科医師の手技やコツは，明文化することにより，普及や議論が可能になります．この点で，手術方法を詳述する本誌はまさにうってつけの役割を担っていると考えます．

今号では筆者の先生方に，口唇口蓋裂の初回手術について，可能な限り長期的な結果と感じられた課題，それに対する解決策を論じていただきました．また各施設で異なる長期的治療計画にも言及していただきました．様々な術式を取りそろえ，将来が期待される口唇口蓋裂の同時手術もエビデンスを交えて論じていただきました．読者の皆様には，手術の要点とコツを明文化してこられたそれぞれの術式のエキスパートである先生方から，その場で教わっているような臨場感を感じていただけたらと願っております．

最後になりましたが，この機会をお与えいただき自由に企画させてくださいました主幹の先生方，支えてくださいました出版社の皆さま，そしてご執筆いただいた先生方に，深くお礼申し上げます．今回，ご執筆いただいたほかにも，口唇口蓋裂診療に情熱を注ぐエキスパートの先生方が多数いらっしゃいます．今後とも，1つの大きなチームとして力を合わせて，患者さんの心と体を健やかに導く努力を続けていきたいと考えております．

2022年5月

彦坂　信

KEY WORDS INDEX

WRITERS FILE

ライターズファイル（五十音順）

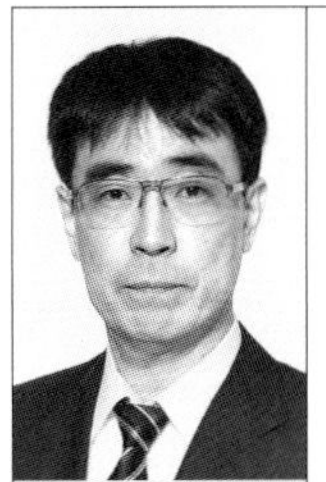

今井　啓道
（いまい　よしみち）

1993年　東北大学卒業
　　　　仙台オープン病院，外科研修医
1996年　東北大学形成外科入局
　　　　秋田厚生連平鹿総合病院形成外科，医員
1998年　東京大学形成外科，医員
1999年　東北大学形成外科，医員
2000年　同，助手
　　　　台湾長庚記念病院 Craniofacial Surgery Fellowship
2007年　東北大学形成外科学分野，講師
2011年　同，准教授
2021年　同，教授

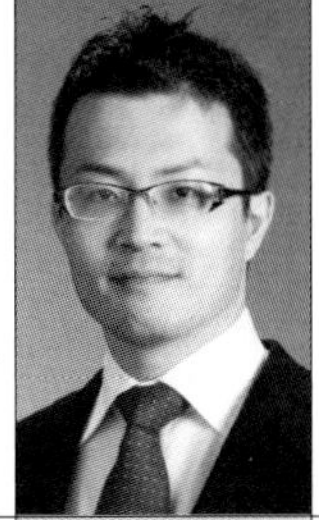

須永　　中
（すなが　あたる）

2000年　東京大学卒業
　　　　同大学形成外科入局
2002年　静岡県立こども病院形成外科
2003年　東京大学形成外科
2004年　自治医科大学形成外科
2008年　Cleveland Clinic, Lerner Research Institute 留学
2010年　自治医科大学形成外科
2017年　同大学とちぎ子ども医療センター小児形成外科

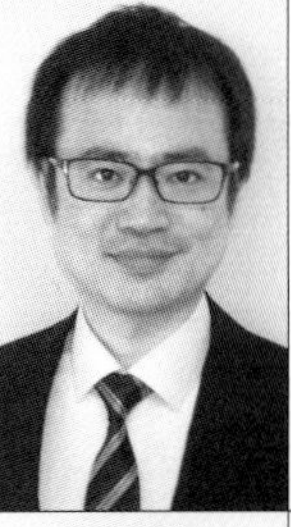

矢口貴一郎
（やぐち　きいちろう）

2013年　鹿児島大学卒業
　　　　信州大学医学部附属病院初期研修
2015年　同大学医学部形成再建外科学教室入局
2016年　長野市民病院形成外科
2017年　長野県立こども病院形成外科
2021年　同，副部長

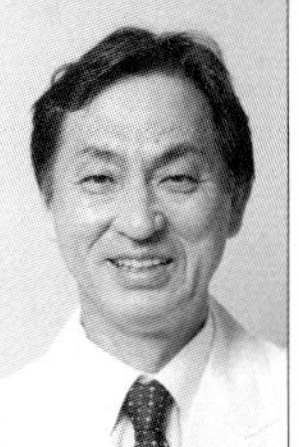

上田　晃一
（うえだ　こういち）

1984年　大阪医科大学卒業
　　　　同大学形成外科入局
1989年　埼玉医科大学総合医療センター形成外科，助手
1995年　大阪医科大学形成外科，講師
1999～2000年　英国オックスフォード大学留学
2000年　大阪医科大学形成外科，助教授
2004年　同，教授
2012年　同大学，臨床研修室長

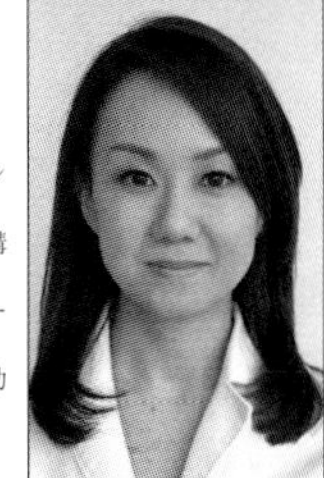

花井　　潮
（はない　うしお）

2003年　東海大学医学部卒業
　　　　同大学，臨床研修医
2005年　同大学医学部外科学系形成外科学，臨床助手
2009年　同，助教
2014年　同大学付属八王子病院形成外科，助教
2016年　同大学医学部外科学系形成外科学，助教
2017年　同，講師
2020年　同，准教授

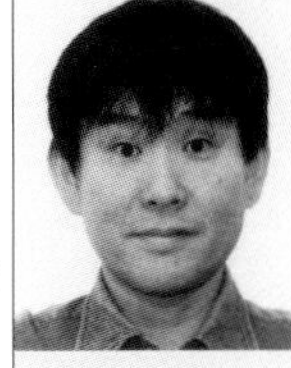

山西　　整
（やまにし　ただし）

1997年　大阪大学歯学部卒業
　　　　同大学口腔外科学第一教室入局
2001年　同大学院修了
　　　　大阪母子医療センター口腔外科，医員
2006年　米国 National Institutes of Health，客員研究員
2009年　大阪大学歯学研究科口腔外科第一，助教
2013年　大阪母子医療センター口腔外科，副部長
2014年　同上，部長
2019年　同上，主任部長

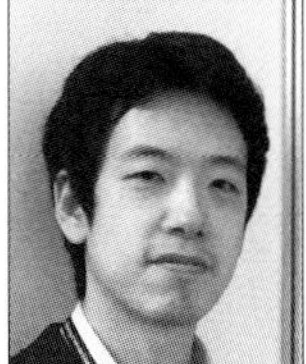

岡部　圭介
（おかべ　けいすけ）

2004年　慶應義塾大学卒業
2004年　静岡赤十字病院，初期臨床研修医
2006年　慶應義塾大学医学部形成外科学，専修医
2014年　同大学大学院医学研究科博士課程修了（医学博士）
　　　　同大学医学部形成外科学，助教
2016年　同，専任講師

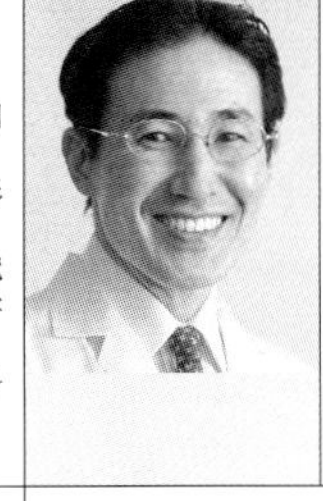

彦坂　　信
（ひこさか　まこと）

2002年　慶應義塾大学卒業
　　　　同大学医学部，研修医（形成外科）
2004年　同大学医学部，助手（専修医）（形成外科）
2006年　同，助教
2007年　国立病院機構東京医療センター形成外科，医師
2008年　横浜市立市民病院形成外科，医師
2009年　平塚市民病院形成外科，医長
2012年　国立成育医療研究センター形成外科，医員
2019年　同，医長
2021年　同，診療部長

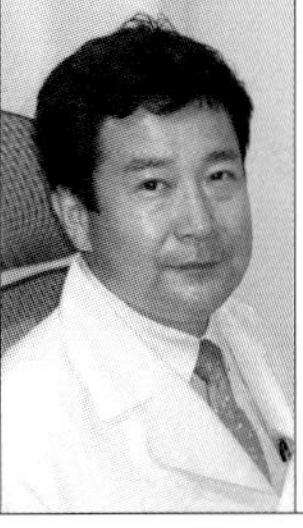

杠　　俊介
（ゆずりは　しゅんすけ）

1989年　信州大学卒業
1989年　社会保険中京病院形成外科
1991年　信州大学形成外科
2005年　同，講師
2006年　米国 Children's Hospital Boston 留学
2007年　信州大学形成外科，講師
2009年　同，准教授
2012年　長野県立こども病院形成外科
2013年　信州大学形成外科，准教授
2017年　同，教授

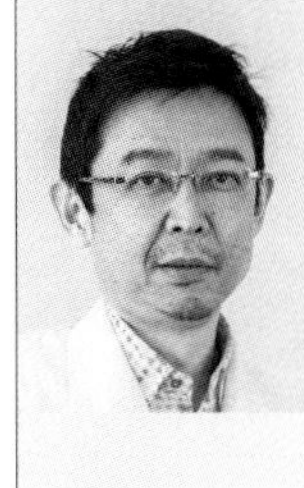

小林　眞司
（こばやし　しんじ）

1991年　山形大学医学部卒業
1993年　横浜市立大学医学部附属病院形成外科
1997年　神奈川県立こども医療センター形成外科
2000年　同，科長
2010年　同，部長

CONTENTS 口唇口蓋裂治療

—長期的経過を見据えた初回手術とプランニング—

編集／国立成育医療研究センター診療部長　彦坂　信

【ペパーズ】
PEPARS No.186/2022.6◆目次

「PEPARS®」とは Perspective Essential Plastic Aesthetic Reconstructive Surgery の頭文字より構成される造語.

PEPARS No.186：1-10, 2022

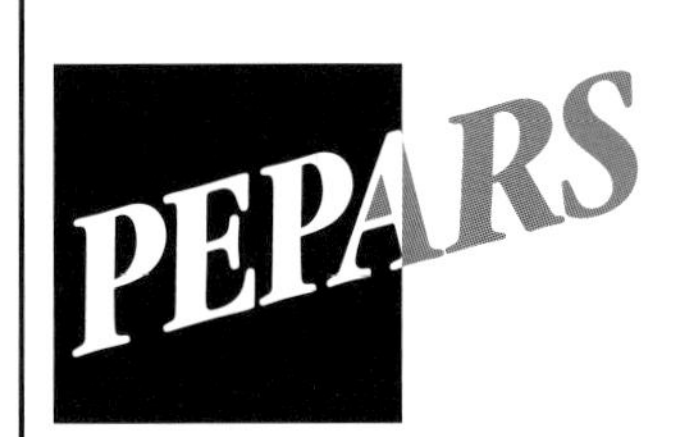

◆特集／口唇口蓋裂治療―長期的経過を見据えた初回手術とプランニング―

長期的経過を見据えた初回片側口唇裂手術：Rotation-advancement 法

上田晃一[*1]　廣田由香[*2]

Key Words：片側唇裂(ipsilateral cleft lip), 唇裂形成術(cleft lip repair), 逆 U 切開法(reverse U incision), rotation-advancement 法(rotation-advancement method), 長期経過(long follow up)

Abstract　我々は初回唇裂手術時に，rotation-advancement 法に小三角弁法を組み合わせた方法を用いているが，施設によって大きな違いが出るところは初回に外鼻形成術をどこまで行うかという点にあると考えられる．

唇裂鼻の鼻筋は緊張状態にあるという考えから，我々は初回時に鼻中隔-外側鼻軟骨の歪みに対する矯正術のみを行い，小学校入学前に二次的に逆 U 切開による外鼻形成術を行っている．我々の報告では初回唇裂と同時に逆 U 切開を行った症例で長期経過が観察可能であった症例のうち約 30%に再度外鼻形成術を必要とした．一方で，初回時に鼻中隔-外側鼻軟骨の歪みに対する矯正術を行い，小学校入学前に二次的に逆 U 切開を行った症例では，再度外鼻形成術を要した症例は 3.4% のみであり安定した治療成績であった．最近では，口腔前庭部に皮下茎皮弁(ブーツ皮弁)を作成して赤唇部の修正や whistling 変形の修正を行い，最終的な修正術としている．

はじめに

我々は，初回片側唇裂形成術において，鬼塚らが報告した rotation-advancement 法に小三角弁法を組み合わせた方法[1]を用いている．多くの施設でこの方法が用いられているが，施設によって大きな違いが出るところは初回唇裂で外鼻形成術をどこまで行うかという点にあると考えられる．

唇裂初回手術時に外鼻形成術を行うと外鼻の発育が障害されるという報告[2]がある一方で，外鼻変形を正常に近い状態に整える方が正常な発育が期待されるという 2 つの相反する考えがあり[3][4]，我が国の大部分の施設では初回手術で外鼻形成術が行われているが，その方法や程度に差が見られる．

初回唇裂形成術において鼻筋の走行異常に対して，再建術を行う必要性を述べた報告は多い[5]～[7]．唇裂鼻において，鼻筋は緊張状態にあるという Tajima の考え[8]から，我々は片側唇裂の外鼻形成術において，鼻中隔-外側鼻軟骨の歪みに対する矯正術のみを行い，鼻筋の緊張状態を改善して，二次的に小学校入学前に逆 U 切開による外鼻形成術を行っている．

初回唇裂手術時の外鼻形成術

1．完全裂，鼻中隔-外側鼻軟骨複合体(sept-lateral cartilage complex)の矯正と梨状孔縁に沿う切開

初回唇裂形成術時に，まず，

① 鼻中隔前下端を前鼻棘突起(ANS)から切離して正中化する．

*1 Koichi UEDA，〒569-8686 高槻市大学町 2 番 7 号 大阪医科薬科大学形成外科，教授
*2 Yuka HIROTA，同，講師

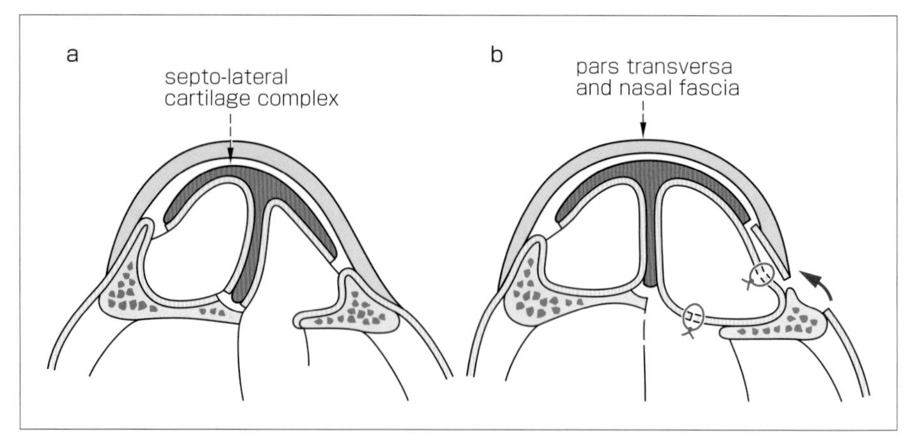

図 1. 鼻中隔–外側鼻軟骨複合体の矯正
（文献 8 より改変引用）

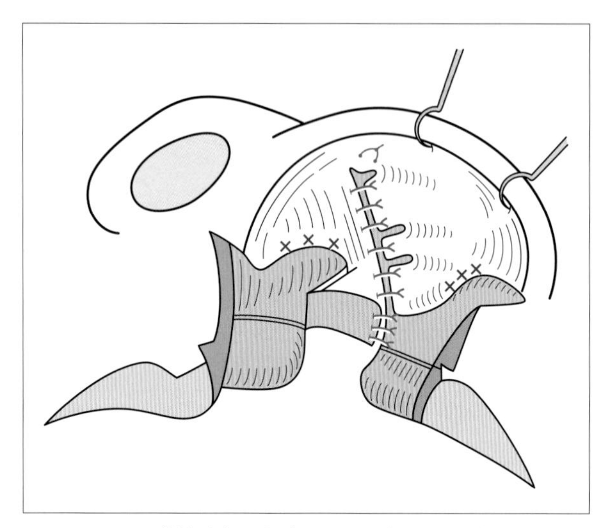

図 2. 梨状孔縁に沿う切開とずらし上げ縫い
（文献 8 より改変引用）

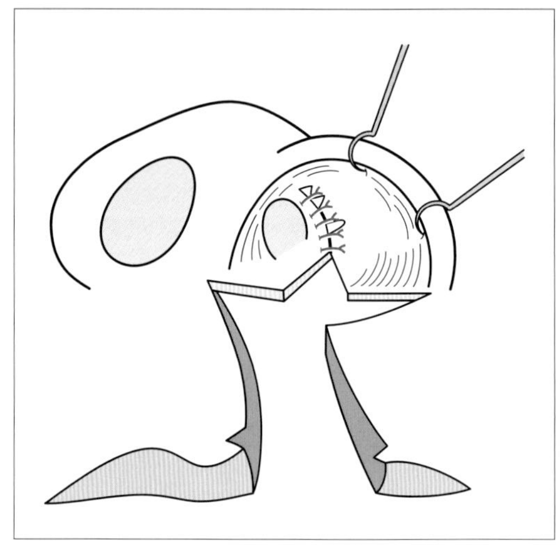

図 3. 不全唇裂における梨状孔縁切開とずらし上げ縫い

② さらに梨状孔縁切開から上顎骨前面の鼻筋起始部を，骨膜を含めて剝離する．
③ 剝離した鼻筋起始部を梨状孔縁の切開の上方端に縫合し，切開縁を順次上方にずらし上げながら，縫合する（図 1，2）．

2．不全裂

上記の ①～③ の手術操作は同じである．異なる点は鼻孔底の再建を伴わない点である．注意する点は ③ のずらし縫いを行う際に，左右の鼻翼の高さを同じ位置にすることで，決して過矯正にしてはならない（図 3）．

逆 U 切開による唇裂外鼻二次形成術

1．デザイン

健側とほぼ対称的でやや小さめの逆 U 切開をデザインする（図 4）．

2．皮下剝離

皮下に 30 万倍エピネフリン生食を十分に注射して，広範囲に真皮直下を剝離する．その時軟骨を露出しないようにする．逆 U 皮弁の鼻背部を鼻孔縁に向かって剝離し，折り返し部の癖を取っておくことが重要である．

3．鼻筋筋膜のマットレス縫合

逆 U 皮弁をやや過矯正の位置に保つために，筋

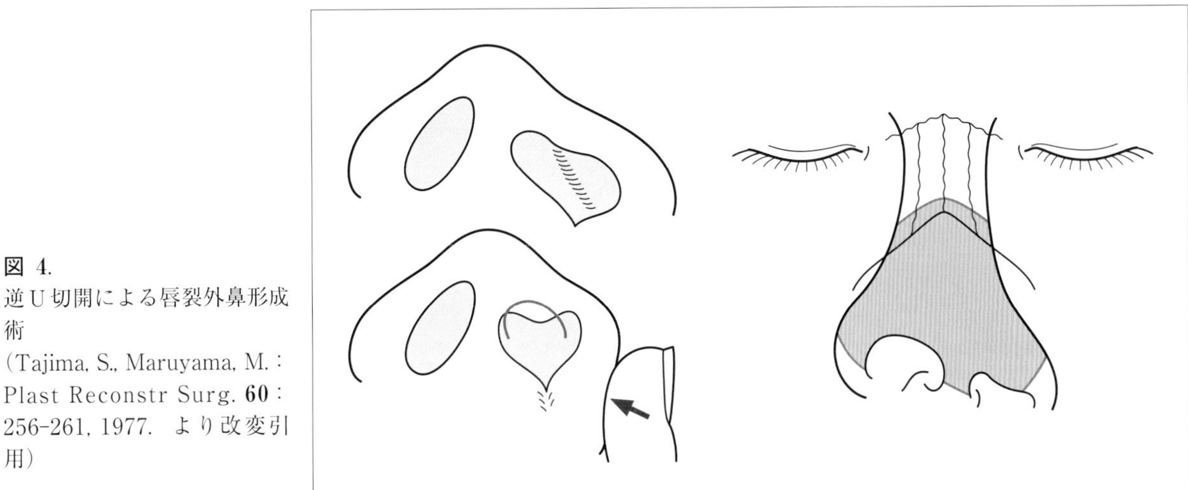

図 4.
逆U切開による唇裂外鼻形成術
（Tajima, S., Maruyama, M.：Plast Reconstr Surg. **60**：256-261, 1977．より改変引用）

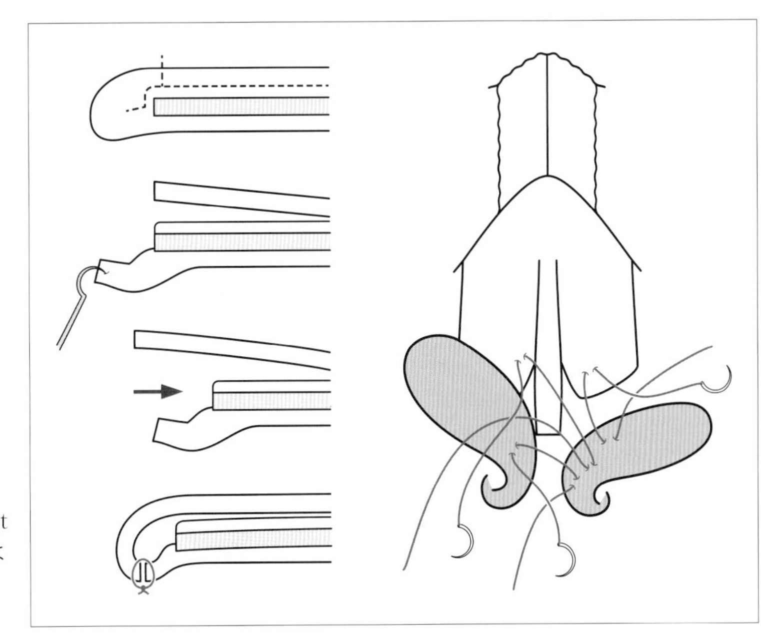

図 5.
鼻筋筋膜のマットレス縫合
（Tajima, S., Maruyama, M.：Plast Reconstr Surg. **60**：256-261, 1977．より改変引用）

膜を3方向に縫縮する（図5）．患側鼻翼軟骨の内脚と外脚の移行部の前縁に位置する部分の筋膜を，健側の同部と左右外側鼻軟骨のほぼ中央に位置する部分の筋膜に縫合する．糸を掛ける位置は皮下剝離が終了した時点で外側からピオクタニンでマークしておくとわかりやすい（図6）．細い脳ベラを鼻腔内に挿入して，23 G針の針先をピオクタニンに浸し，マーク部から鼻内に脳ベラで止まるところまで刺入する．それにより糸針をかける予定点がマークされる．神経鈎を切開部の鼻背側にかけ，スキンフックを用いて，逆U皮弁を引き出すと，マークした筋膜が見え，同部に8 mmの5-0ナイロン糸を掛けて水平マットレス縫合を行う．

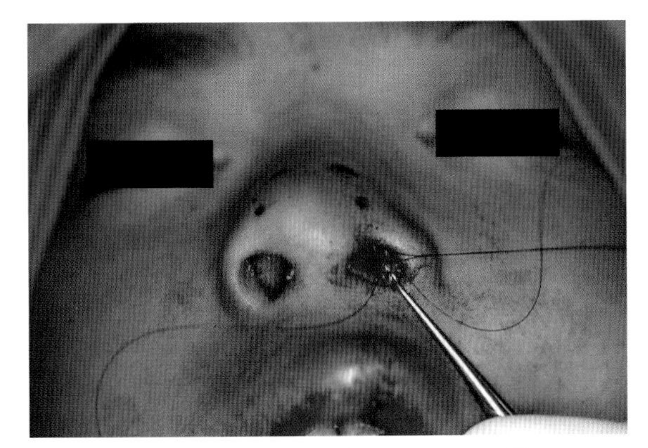

図 6．ピオクタニンを用いたマーク法
糸を掛ける予想位置にマークし，23 G針をピオクタニンに浸して，刺入すると筋膜にマークされる．

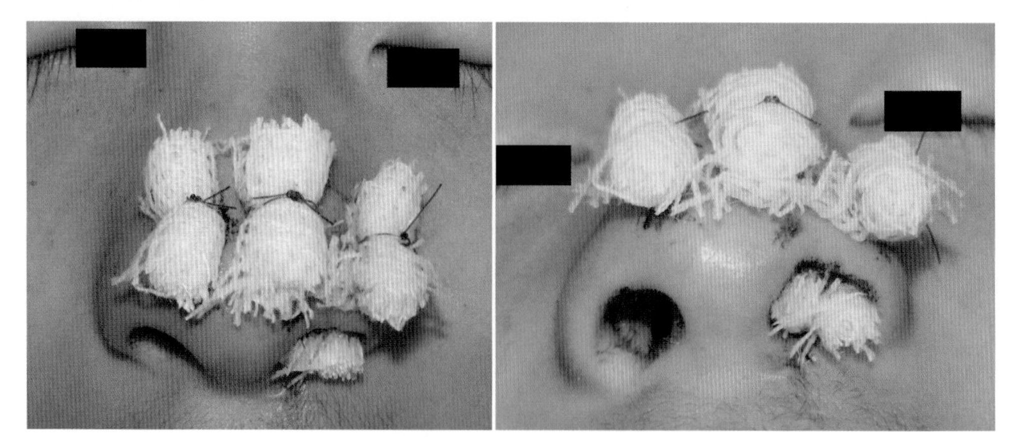

図 7．逆 U 切開法におけるボルスター固定

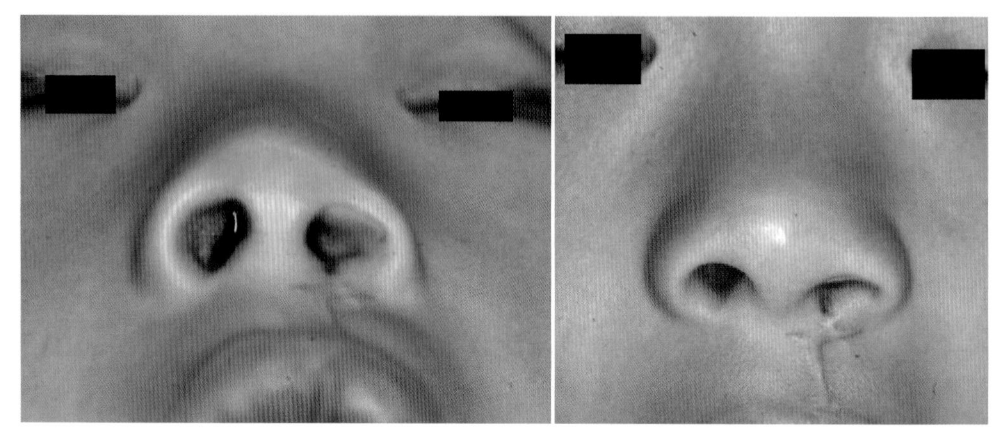

図 8．症例 1：4 歳，男児．左唇裂，外鼻形成術の術前の状態

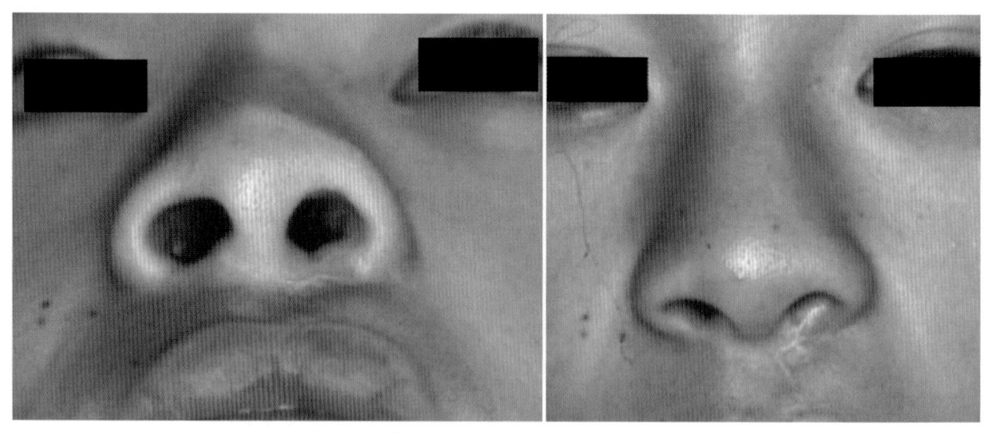

図 9．症例 1：14 歳，男性．逆 U 切開の術後 10 年の状態

4．ボルスター縫合

剝離された層を適切な矯正に密着し，線維性癒合が生じるようにソフラチュールによるボルスターを装着する．糸は4-0もしくは5-0 PDSを使用している(図7)．7～10日後に除去する．

5．鼻孔リテイナー

術後約3か月間使用する．

症例1：14歳，男性．左唇裂

生後3か月に口唇の形成術を行い，4歳時に逆U切開による外鼻形成術を施行した(図8)．外鼻形成術の10年後の状態である(図9)．

ブーツ皮弁による赤唇形成術

赤唇自由縁の組織欠損やWhistling deformityに対して，我々が考案した方法[9][10]である(図10)．口腔前庭部にブーツ型の皮下茎皮弁をデザインし，表面の粘膜をシェーブして皮下組織を反転させ，組織欠損部に挿入して，組織の欠損を補う方法である．皮弁の作成によって生じた欠損に対しては左右から粘膜を前進させて修復する．唇裂赤唇自由縁に生じる陥凹は唇裂の接合面の拘縮によって生じると考えられ，ブーツ皮弁を挿入することによって，拘縮面を分断する役割があり，さらに皮弁採取部の欠損を前進皮弁で修復することにより，口唇を前方に移動させる効果もある．

当初，我々はこの方法を逆U切開を行う5歳児くらいに行っていたが，現在では顔面の成長が進んだ10歳くらいに行った方が，作成する皮弁の調整が容易で，皮弁の吸収も少ない印象である．

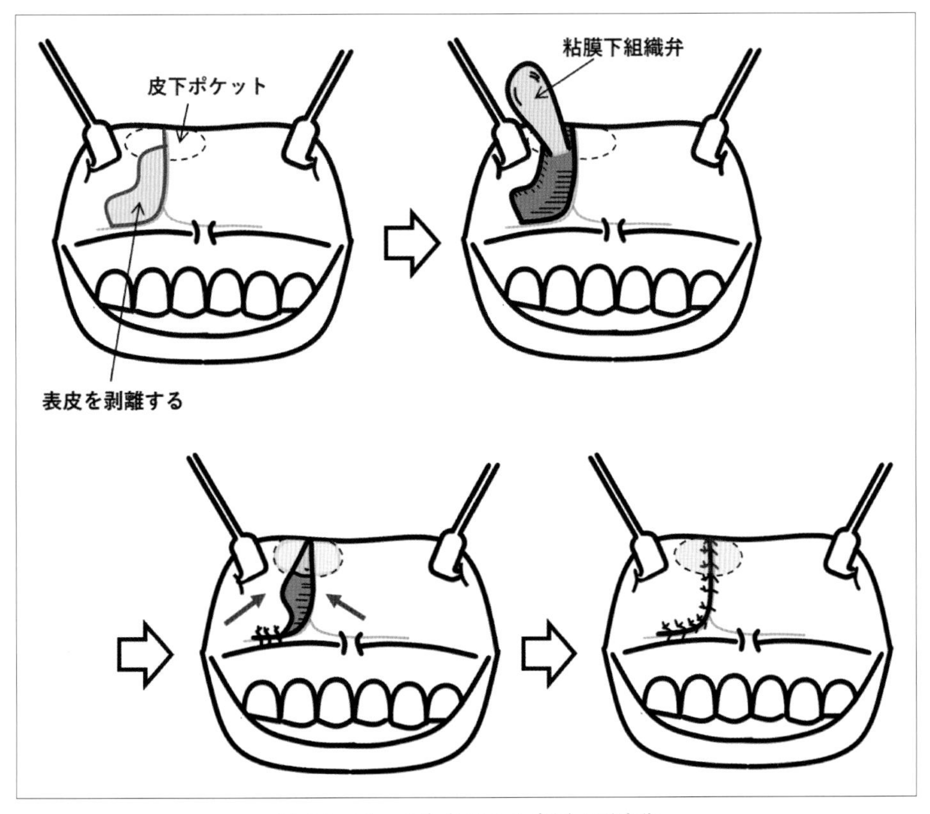

図 10． ブーツ皮弁による赤唇の形成術

(文献9より引用)

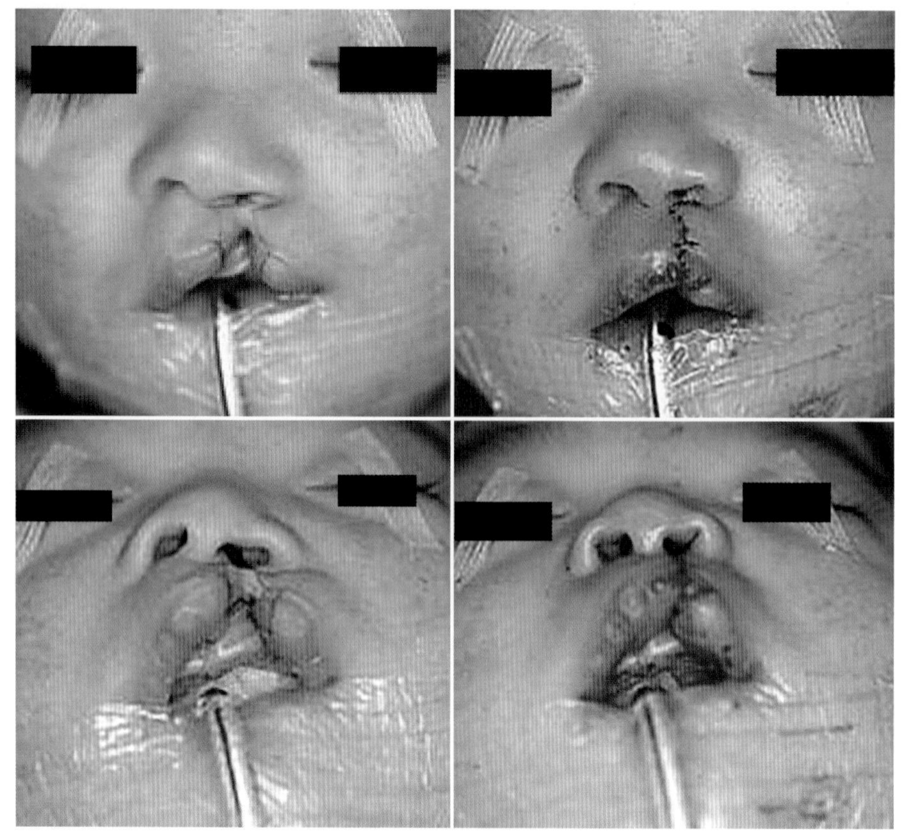

図 11.
症例 2：3 か月，男児．片側不全唇裂

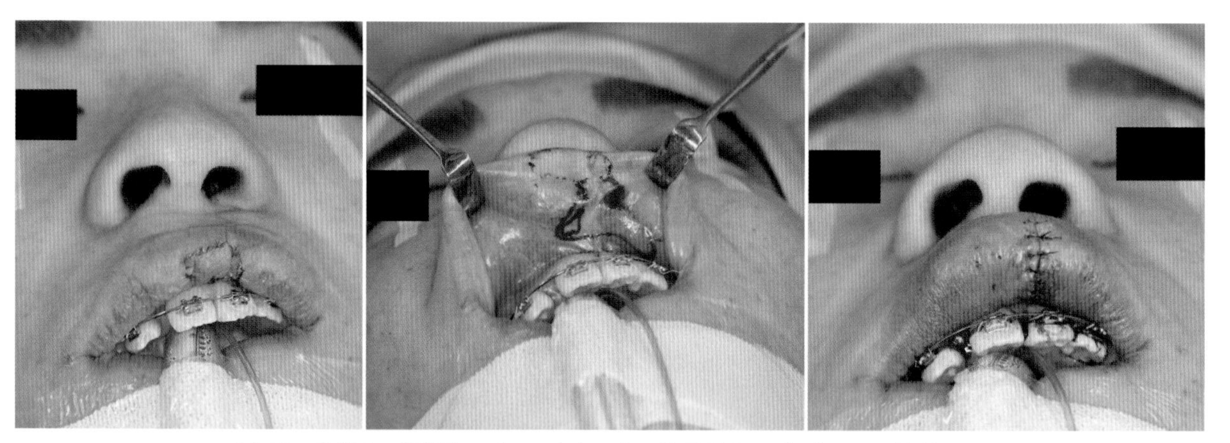

図 12. 症例 2：修正術，ブーツ皮弁による修正術を 15 歳時に 1 回施行し，逆 U 切開による外鼻形成術は行っていない．

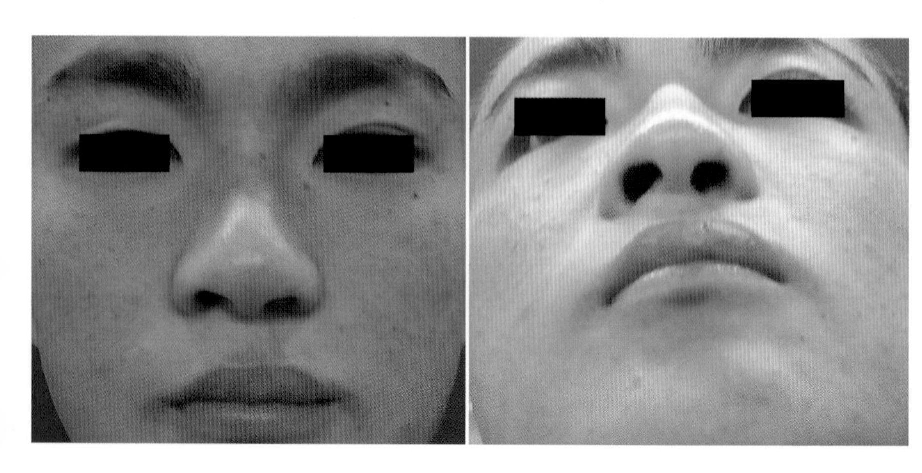

図 13.
症例 2：術後 18 年の状態

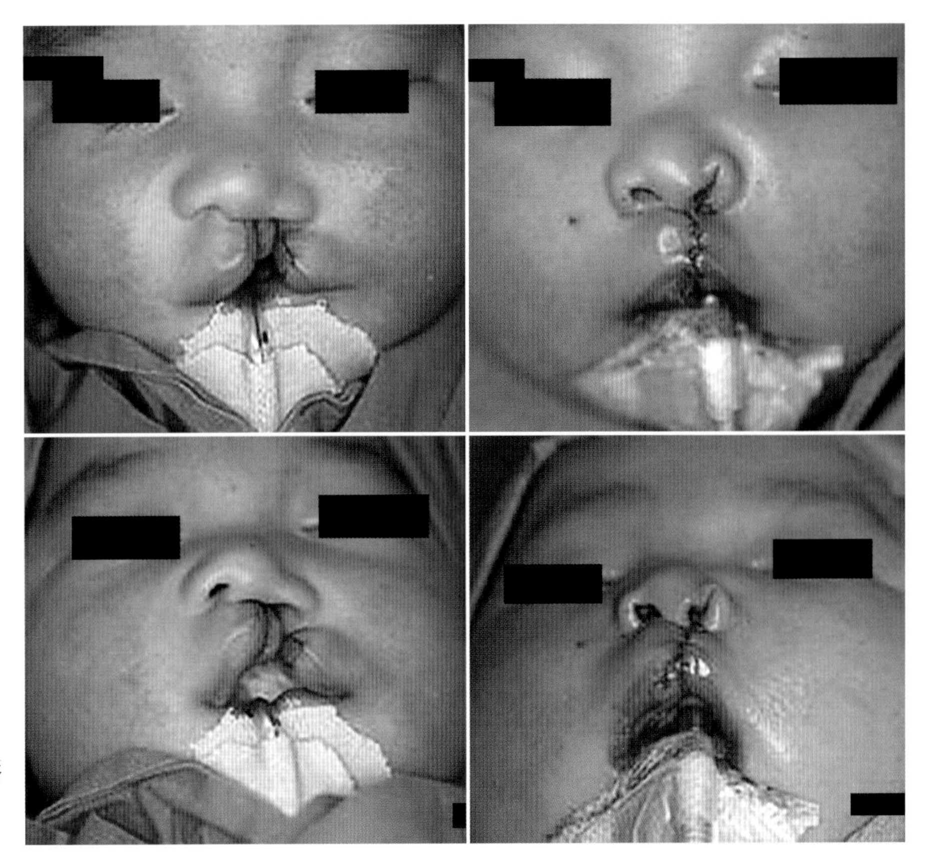

図 14.
症例 3：3 か月，女児．片側唇顎裂

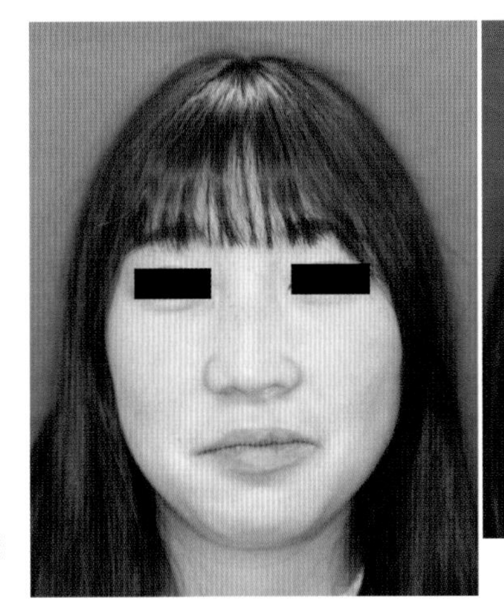

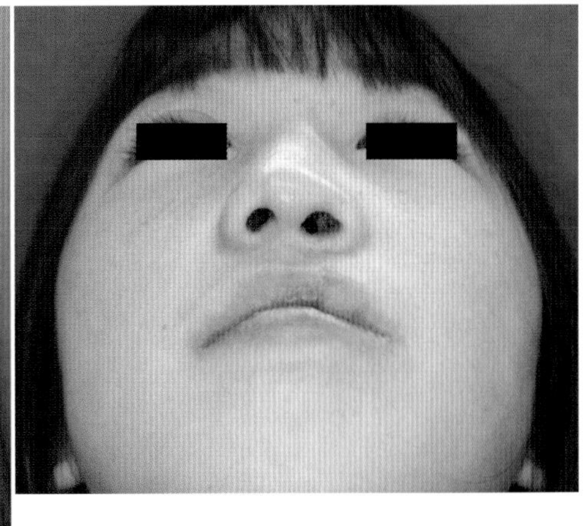

図 15.
症例 3：術後 17 年の状態

症例 2：18 歳，男性．左不全唇裂

生後 3 か月に口唇裂の形成術を行った(図 11)．不全唇裂にもかかわらず，外鼻は強い唇裂外鼻の変形を有していた．外鼻に対しては鼻中隔の正中化と梨状孔縁に沿う切開とずらし上げ縫いを行い，患側の鼻翼を健側と同じ高さに引き上げている．その後，逆 U 切開による外鼻形成術は行わず，15 歳時にブーツ皮弁による赤唇自由縁の修正術を 1 回のみ施行した(図 12)．初回唇裂から術後 18 年経過しているが，外鼻の成長障害は認めていない(図 13)．

症例 3：17 歳，女性．左完全唇顎裂

生後 3 か月時に初回唇裂形成術を施行(図 14)．鼻中隔の正中化と梨状孔縁に沿う切開とずらし上げ縫いを行い，患側の鼻翼を健側と同じ高さに引き上げている．その後 5 歳時に外鼻形成術，9 歳時に顎裂の骨移植術を行っている．初回唇裂から術後 17 年後の状態である(図 15)．

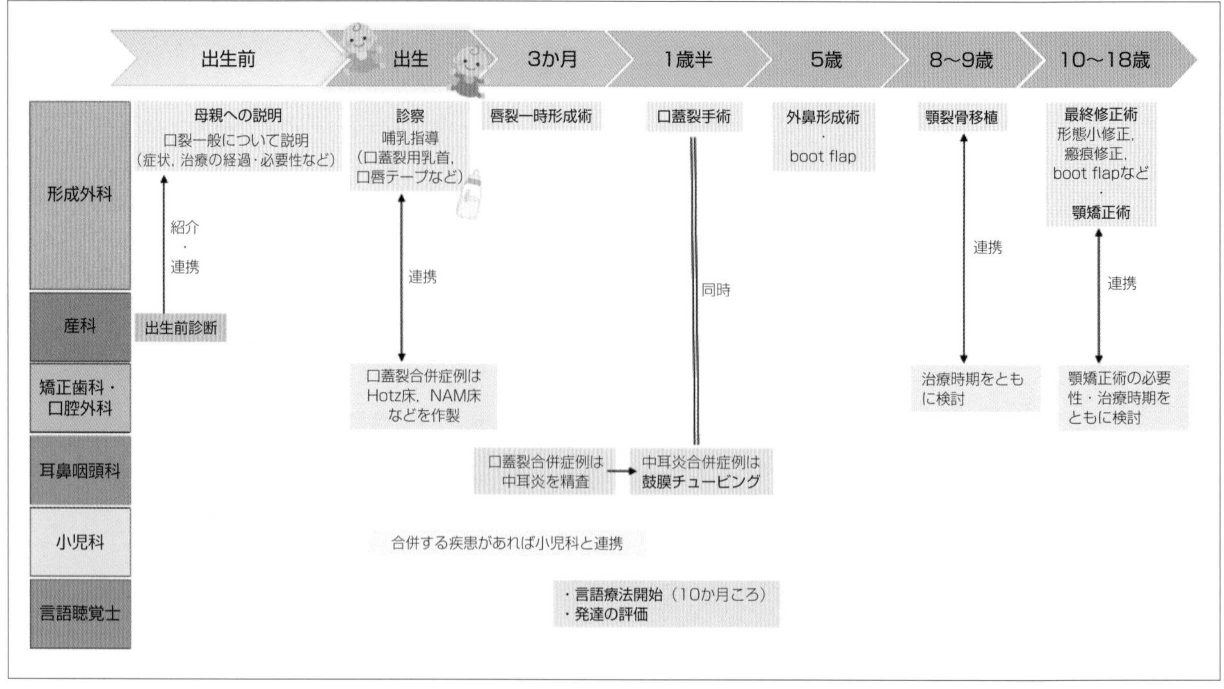

図 16. 我々の施設における長期的治療計画

長期的な治療計画について

産婦人科より唇裂の出生前診断によって出生前の相談依頼があった場合，通常の診察とは別枠でゆっくりと時間をかけて母親の不安を取り除きながら，説明を行っている．出生後は唇裂部のテープ固定指導を行い，哺乳指導を行う(図 16)．また必要に応じて矯正歯科医に Hotz 床，NAM 床の作成依頼を行う．

生後 3 か月に唇裂初回手術を施行，その時の外鼻形成術は前述のごとくで，術後，3 か月間，上口唇のマイクロポア™テープ固定を行い，術後リテイナの装着は行わない．

外鼻形成術は小学校入学前の 5, 6 歳時に二次的に行う．術後リテイナの装着は約 3 か月間行っている．

前述のブーツ皮弁による赤唇部の修正術は，当初外鼻形成術時に同時に行うことがあったが，最近では 10 歳以降に最終的な口唇の修正術と一緒に行うことが多くなっている．

考　察

はじめのところでも述べたが，rotation-advancement 法＋小三角弁法による片側唇裂形成術は多くの施設で用いられる方法であり，小三角弁のデザインに多少の違いが認められるが，手術結果にそれ程大きな違いをもたらすものではないと考えられる．施設によって大きく異なる点は初回手術でどこまで外鼻を触るかであり，それによって長期経過における唇裂治療の方法が変わってくると考えられる．初回唇裂手術で外鼻形成を行った群と行わなかった群のそれぞれ 30 例で外鼻の形態を計測したところ，外鼻形成を行った群で正常に近い成長が見られたと言う[3]．また，顔面のレーザー計測を用いた解析で，初回手術時に外鼻形成を施行した群と，5〜7 歳になって外鼻形成を施行した群とでは初回手術時に外鼻形成を施行した方がよりよい外鼻形態が得られるという報告もある[4]．我が国の多くの施設や海外の報告では初回の唇裂形成術時に外鼻形成が行われるが，方法やその程度に差が認められる．

Sugihara らは 45 例の唇裂一次外鼻形成術で 2〜

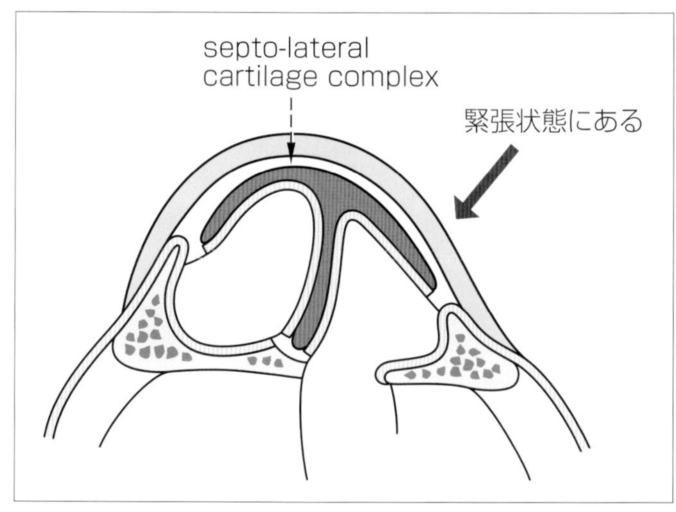

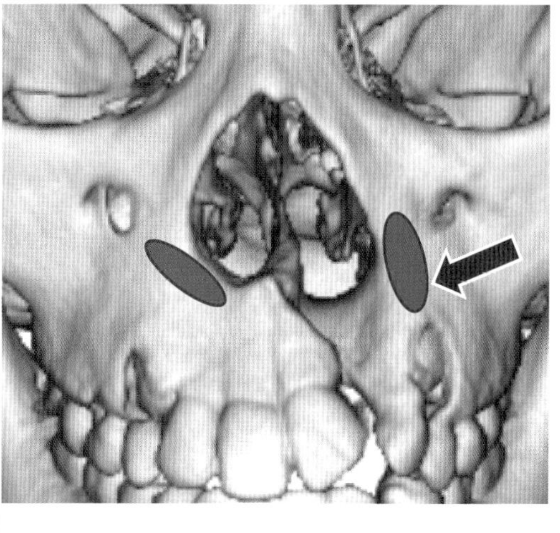

a | b

図 17. 患側の鼻筋の起始部は緊張状態にある.
b：鼻筋の起始部(矢印は患側), 3DCT は顎裂骨移植の術前
(a は文献 8 より改変引用)

7 年にわたる長期経過で 66.6%は外鼻形成術の追加手術を行わなかった[11]. また杠らは初回手術で外鼻形成を行った117例中30例に就学前の二次修正が必要であったと報告している[12]. Salyer は 400 例の 15 年間の経過観察では, 20%に追加手術が必要であったと言う[13]. 上記の初回唇裂時の外鼻形成術の方法は, 大鼻翼軟骨を外側鼻軟骨に縫合する方法や皮下を剝離して大鼻翼軟骨を吊り上げてボルスターで皮膚と固定する方法などである. それぞれの方法による追加手術の頻度の大きな差はなく, いずれの方法でも2〜3割の追加の修正術が必要になると考えられる.

我々の報告では初回唇裂と同時に逆 U 切開を行った症例で 15 年の長期経過が観察可能であった10例中3例(30%)に再度外鼻形成術を必要とした[8]. 一方で, 初回時に鼻中隔-外側鼻軟骨の歪みに対する矯正術を行い, 小学校入学前に二次的に逆 U 切開を行った我々の報告では, 再度外鼻形成術を要した症例は 29 例中 1 例のみ(3.4%)で, 安定した治療成績であった[9].

Tajima は唇裂の外鼻は緊張状態にあり, 初回唇裂形成術時に鼻中隔-外側鼻軟骨複合体(sept-lateral cartilage complex)の矯正を行って緊張状態を改善する必要があると考察している[8]. 放射線被曝の問題から初回唇裂の 3 か月時に CT 撮影を行うことはできないが, 顎裂骨移植の際に撮影した三次元 CT を参考にすると, 鼻筋の起始部は健側と比較すると外側に位置していると考えられ, 鼻筋は緊張状態にあると考察される(図 17). 同様に Talmant は正常では鼻腔底から鼻中隔に存在する鼻筋の筋線維が唇裂では欠損しているために, 鼻筋が口輪筋に牽引されて逸脱して, 大鼻翼軟骨を圧迫して緊張状態にあると考察している[6]. この報告をもとに Bagatain は鼻筋の緊張を改善する術式を報告している[7]が, これは我々の述べている梨状孔縁切開とずらし上げ縫いと結果的には同じ効果をもたらすと考えられる.

症例のところで述べた症例 2 の不全唇裂例は初回形成術時に, 不全唇裂なので鼻腔底の再建は必要なく, 鼻中隔の正中化と梨状孔縁に沿う切開とずらし上げ縫いを行っている(図11). この症例は正常な外鼻の成長が認められ, 成長障害を認めず, 逆 U 切開を要しなかった(図 12, 13). 修正術もブーツ皮弁の 1 回のみであった. 我々の経験では, 不全唇裂では初回時に鼻中隔の正中化と梨状孔縁に沿う切開とずらし上げ縫いだけを行った症例で, このように逆 U 切開も必要のない症例がある程度存在している. したがって初回形成術に鼻中隔-外側鼻軟骨複合体の矯正術を行い, 鼻筋の緊張を緩和することにより外鼻の持つ自然な成長を促すことができるのではないかと考えている.

参考文献

1) Onizuka, T.：A new method for the primary repair of unilateral cleft lip. Ann Plast Surg. **4**：516-524, 1980.

Summary　ミラード法に小三角弁を併用した術式の最初の報告である.

2) 藤井　徹ほか：唇裂外鼻の治療：全国アンケート結果から. 日形会誌. **8**：1374-1378, 1988.

3) Kim, S., et al.：Primary correction of unilateral cleft lip nasal deformity in Asian patients：Anthropometric evaluation. Plast Reconstr Surg. **114**：1373-1381, 2004.

Summary　初回唇裂形成術時に同時に外鼻形成術を行った217例と行わなかった195例を比較したところ, 鼻尖部の突出や鼻橋の長さや鼻翼幅などは有意に成長が優れていた.

4) 玉田一敬, 中島龍夫：【口唇裂初回手術マニュアル】直線に近い縫合線の片側唇裂初回手術. PEPARS. **1**：11-21, 2005.

5) Joos, U.：The importance of muscular reconstruction in the treatment of cleft lip and palate. Scand J Plast Reconstr Hand Surg. **21**：109-113, 1987.

Summary　唇裂の手術において鼻筋の再建は重要で, このような筋肉が中顔面の骨格の成長に影響を及ぼす可能性がある.

6) Talmant, J. C.：Nasal malformations associated with unilateral cleft lip. Scand J Plast Reconstr Hand Surg. **27**：183-191, 1993.

Summary　正常な鼻筋の筋線維は鼻腔底から鼻中隔に達しているが, 唇裂外鼻の鼻筋は発生学的に鼻中隔にいたる線維が存在せず, 鼻筋が口輪筋に引っ張られて逸脱して, 大鼻翼軟骨を圧迫している.

7) Bagatain, M., et al.：Isolated nasalis muscle reconstruction in secondary unilateral cleft lip nasal reconstruction. Laryngoscope. **109**：320-323, 2009.

Summary　上記のTalmant JCらの報告をもとに考えられた術式で, 外れた鼻筋を鼻中隔の方向へ引き込む術式であり, Tajimaの梨状孔縁切開とずらし上げ縫いと同じような術式となっている.

8) Tajima, S.：The imortance of musculus nasalis and the use of cleft margin flap in the repair of complete unilateral cleft lip. J Maxillofac Surg. **11**：64-70, 1983.

Summary　初回完全唇裂形成術における緊張状態にある鼻筋の処理の方法について, cleft margin flapを用いた鼻腔底の閉鎖法について述べられている.

9) Otsuki, Y., et al.：Deepithelialized oral vestibular flap (boot flap) for treatment of free border deformities after unilateral cleft lip surgery. Plast Reconstr Surg. **130**：913e-915e, 2012.

Summary　ブーツ皮弁による赤唇自由縁の修正法について述べられている.

10) Ueda, K., et al.：Deepithelialized oral vestibular flap (boot flap) to correct whistling lip deformity. Plast Reconstr Surg. **132**：881e-883e, 2013.

Summary　ブーツ皮弁による両側唇裂におけるWhistling変形に対する修正法について述べられている.

11) Sugihara, T., et al.：Primary correction of the unilateral cleft lip nose. Cleft Palate Craniofac J. **30**：231-236, 1993.

Summary　唇裂の初回手術で外鼻形成を行った45例について検討している. その方法はIC切開から大鼻翼軟骨を外側鼻軟骨の上に直接縫合するものであった.

12) 杠　俊介ほか：【口唇裂初回手術マニュアル】片側唇裂外鼻形成術：長期経過を含めて. PEPARS. **1**：38-44, 2005.

Summary　初回唇裂形成術時に鼻中隔外側複合体の変形と大鼻翼軟骨の偏位置を手術的に矯正する報告.

13) Salyer, K. E.：Primary correction of the unilateral cleft lip nose；a 15-year experience. Plast Reconstr Surg. **77**：558-566, 1986.

Summary　15年間における初回唇裂形成術時と同時に外鼻形成術を行った400例の術後成績について解析した. そのうちの20%に追加手術を要した.

14) 上田晃一ほか：逆U切開による術式と長期経過. 形成外科. **50**：293-301, 2007.

Summary　初回唇裂形成術時に逆U切開法により外鼻形成術を行った症例を15年にわたり経過観察した結果, 約3割で再度逆U切開を施行していた.

15) 大槻祐喜ほか：逆U切開法による外鼻形成二次手術の術前・術後におけるスコア評価. 日口蓋誌. **40**：7-12, 2015.

Summary　片側唇裂に対して逆U切開法により二次的に外鼻形成を行った症例をスコアリングシステムを用いて評価・検討を行った. 唇裂単独群・唇顎裂群・唇顎口蓋裂群の3群に分けて評価したが, いずれの群でも著明な形態の改善を認め, 近似した点数に収束した.

PEPARS No.186：11-17, 2022

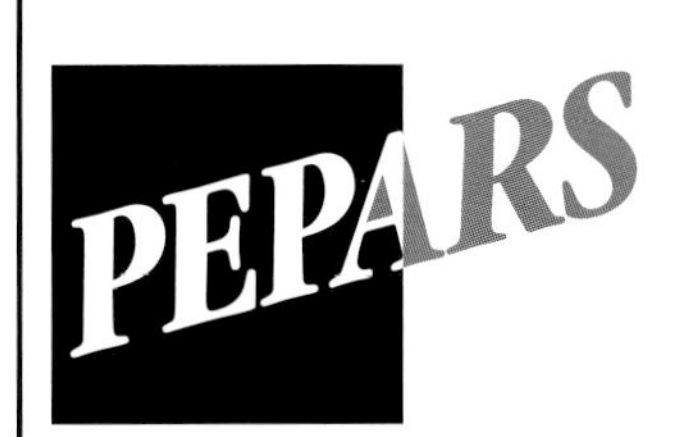

◆特集／口唇口蓋裂治療―長期的経過を見据えた初回手術とプランニング―

長期的経過を見据えた初回片側口唇裂手術：Extended Mohler 切開

今井 啓道*

Key Words：口唇裂手術(cleiloplasty), 唇顎口蓋裂(cleft lip/palate), extended Mohler 切開(extended Mohler incision), Z-形成(Z-plasty), 鼻柱延長(columellar extension), 先天的拘縮(congenital contracture)

Abstract 口唇裂は単に裂がある疾患ではなく，裂縁に沿って組織が三次元的に拘縮している状態と私は考えている．初回唇裂手術においては，そのような先天的な拘縮を初回手術で十分に解除し組織を補うことが成長過程で生じる問題を予防するために重要である．我々は先達の症例で，三角弁法は披裂側中央唇に十分な組織を補え，披裂側 Cupid's bow の頂点が成長過程で吊り上がってしまう症例が少ないことを経験している．しかし，縫合線が大きく人中稜から外れることが大きな問題であった．私は Mohler 切開を用いることで縫合線を人中に合わせながら上口唇頭側に十分な組織を補うことができると考えており，同様の効果を期待している．また外鼻形態においても，鼻翼軟骨内側脚・外側脚の中間顎・梨状孔縁への拘縮が鼻柱や外鼻の成長を障害している可能性があり，鼻の成長を見据え同部位の拘縮を解除し組織を補うことが重要である．Mohler 切開を用いると内側脚部の拘縮解除と組織充填も可能となる．本稿では私の方法と鼻柱の成長について，症例を呈示し紹介したい．

はじめに

口唇裂は裂縁に組織が三次元的に引き込まれることにより変形をきたしているとの認識に基づき，私は口唇裂手術術式を考えてきた．つまり，披裂側内側では鼻翼軟骨内側脚が中間顎へ，外側では外側脚が梨状孔縁への「先天性拘縮」を生じており，これを3次元的に解除することが手術の目的であると考えている．Mohler 切開法[1]は Millard 法の modification であり，Millard が当初鼻柱基部口唇部で行っていた back cut[2]を鼻柱内前面で行うことで，外側口唇の過度の伸展を要せず効果的に披裂側正中唇を延長し，かつ縫合線を対側の人中稜に合わせて形成できる方法である[1]．Mohler 切開ではいわゆる Millard の C-flap と鼻柱の三角弁を入れ替える Z 形成術となっており，披裂側正中唇と披裂側外側唇(E-flap)が入れ替わる Millard 原法の Z 形成術より縫合線は人中稜に沿い，横方向の縮小も C-flap の幅で消費され，鼻腔底に大きな影響を与えず理想的である．Noordhoff は Mohler 切開のコンセプトを発展させ，鼻柱内側脚部の延長効果を利用することで鼻翼軟骨内側脚部を中間顎への拘縮から解除し，鼻翼軟骨外側脚の梨状孔縁への拘縮は下鼻甲介皮弁で解除する方法に発展させた[3]．さらに Cutting は Mohler 切開を積極的に大きくとり，その効果を拡大する extended Mohler 切開法[4)5]を報告した．

我々の方法[6]は Noordhoff が報告した方法[3]に準じているが，Mohler 切開を最大 4 mm まで拡大することから extended Mohler 切開法[4]とも言えよう．ここでは，東北大学形成外科での片側唇裂形成術の変遷を辿りながら，口唇に対する「先天性

* Yoshimichi IMAI, 〒980-8574 仙台市青葉区星陵町1丁目1番 東北大学医学系研究科外科病態学講座形成外科学分野，教授

拘縮」解除を主眼としてMohler切開法を導入した経緯と，外鼻の成長を抑制する「先天性拘縮」を解除する重要性について，解説したい．

なぜMohler切開を導入したか～我々の変遷

当科では1995年以前は三角弁法(Cronin法[7])を主に用いており，1995～2000年はrotation-advancement法に小三角弁を付加した術式[8](Millard＋小三角弁法)を用いていた．これらの症例を外来で経過観察していくと，三角弁法の症例はCupid's bowの左右の頂点が対称である症例が多く，意外に良好な症例が多い印象であった．しかし，Cupid's bowはやや平坦化し，人中稜から大きく外れる三角弁の瘢痕は醜状として患者の主訴となることがあった．また，白唇の縫合線は鼻柱に向かわず，鼻腔底中央や症例によっては鼻翼基部側に向かう症例もあり，修正手術時に縫合線を対側人中稜に合わせることが不可能な症例も存在した．一方，いわゆるMillard＋小三角弁法の症例では，Cupid's bowの披裂側頂点が高く吊り上がっていることを気にしている症例を多く経験した．また，鼻腔底は狭くなりがちでもあった．一方，縫合線は人中稜に近似し，鼻柱基部内側脚部に向かっており目立ちにくかった．

私は2000年に台湾のChang Gung Memorial HospitalでMohler切開[1]を利用した口唇形成術[3]を学んだ．帰国当初は鼻柱基部への切開に抵抗があり，自らの手術ではMillard＋小三角弁法に弧状切開を追加し中央唇の延長効果を向上した方法を行っていた．しかし，症例によりやはり披裂側のCupid's bow頂点が高くなることがあり，すべての症例で計画的に中央唇を延長できるMohler切開の利点を再評価し，2008年頃から本法を積極的に適応するようになった．図1に私が用いているextended Mohler切開による口唇形成術を示す．本法では口唇頭側に大きな組織を補うことができるが，鼻柱の幅を考えると3～4 mmの延長が限界である．当科での75例の片側唇顎口蓋裂症例の計測結果を見ると披裂側は平均5.3(SD＝1.64)mm非披裂側より短くなっており，本法のみでは延長は不十分である．当初はRose-Thompson法を利用した弧状切開を追加し延長を図ったが，C-flapの幅が狭くなり鼻柱基部の変形をきたした[6]．現在は大きくC-flapをとり，cutaneous roll上に幅1～2 mmの三角弁を加えることで必要延長量を得ている[6]．つまり，我々の方法では口唇頭側での組織補充を主とし，口唇尾側で不足分を追加するハイブリッドな方法となっている．

Extended Mohler切開は鼻柱も延長する

中央唇の披裂側口唇を計画通りに延長できる効果的な方法として導入したMohler切開であったが，Chang Gung Memorial Hospitalではもう1つの効果にも注目していた．本法はC-flapを鼻柱に持ち込むZ形成術であるため，口唇のみならず披裂側の鼻柱にも延長効果が及ぶ．そのため，本法ではすべての切開と剝離が終了した後に披裂側鼻翼軟骨をtemporary nylon sutureにて挙上位に引き上げると，C-flapは自然と鼻柱に引き込まれ前面の欠損を覆うとともに披裂側鼻柱内側脚部を延長する(図1-d)[3]．ここで，必要なC-flapの長さを決定しその先端部を切除する．本法を行ってみるとわかることであるが，鼻柱基部に持ち込まれるC-flapは相当な量になるため，C-flapには十分な幅が必須となる[4]．この鼻柱延長効果を用いて過度に延長を試みた時期もあったが，鼻翼軟骨の挙上位は保たれることはなかった．しかし，中間顎への内側脚部の拘縮を解除し同部位に十分な組織を持ち込むことは，外側脚部の梨状孔縁への拘縮を解除し下鼻甲介皮弁で同部位に十分な組織を補うことと合わせて，鼻腔の裏打ちを十分に補うことにつながり，外鼻の成長と最終的な外鼻形成術[9]に有利に働くことがわかってきた．

成長を見据えた先天的拘縮の解除

先にも述べたが，口唇裂は単に裂がある疾患ではなく，裂縁に沿って組織が三次元的に拘縮して

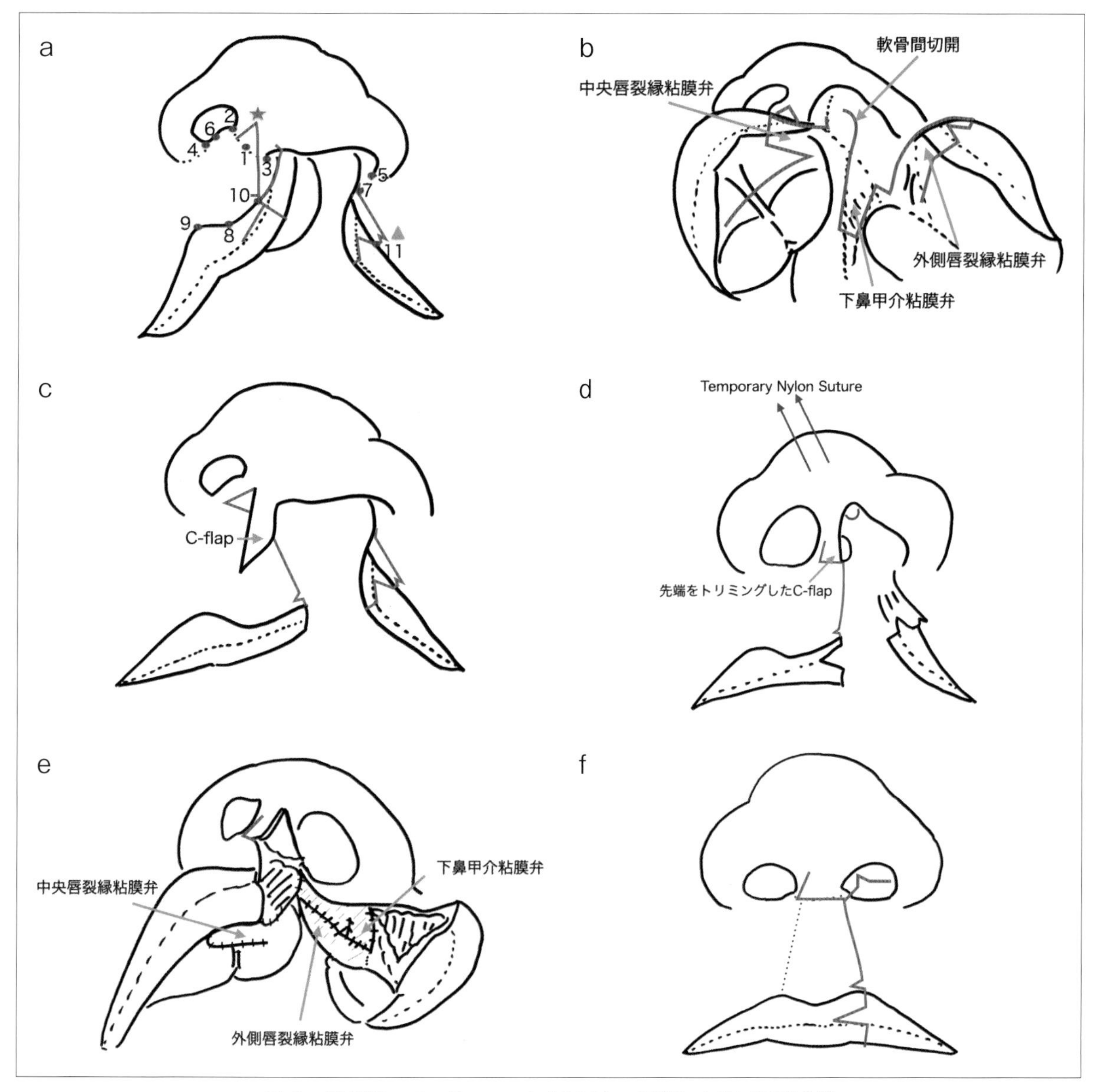

図 1. 私が行っている extended Mohler 切開による口唇形成術

a：デザイン
① 鼻柱基部正中
② 非披裂側鼻柱の立ち上がり
③ 披裂側鼻柱の立ち上がり
④ 非披裂側鼻翼基部の立ち上がり
⑤ 披裂側鼻翼基部の立ち上がり
⑥ 非披裂側鼻柱内側脚の立ち上がり
⑦ 4-6 間距離と等しい 5-7 で nostril sill 上の点
⑧ Cupid's bow 正中点
⑨ 非披裂側 Cupid's bow の頂点
⑩ 8-9 間距離と等しい 8-10 で赤唇縁上の点で披裂側 Cupid's bow の頂点となる点
⑪ 披裂側外側唇で dry lip が最も厚くなる部位での赤唇縁上の点で披裂側 Cupid's bow の頂点と縫合される点
★：back cut の頂点は C-flap の幅を確保するためにやや非披裂側寄りに設定する.
▲：小三角弁上の屈折点
b：口腔内および鼻腔内の切開線
c：披裂側中央唇の rotate down
d：Temporary nylon suture による披裂側鼻翼軟骨の挙上と C-flap の移動
e：下鼻甲介皮弁と外側唇裂縁粘膜弁鼻腔則による鼻腔裏打ち形成
f：終了時縫合線

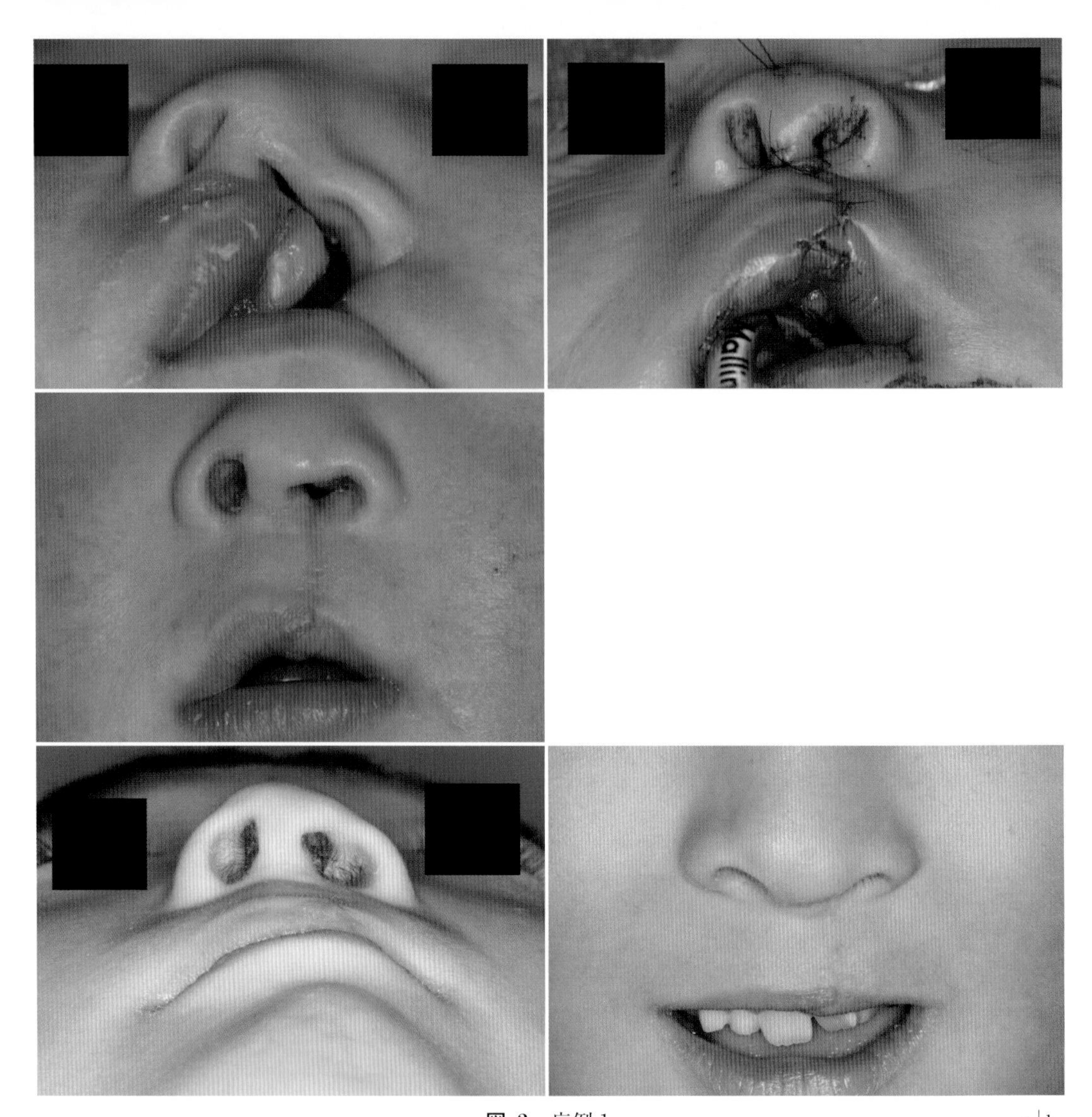

図 2. 症例 1
a ：左完全唇顎口蓋裂症例(NAM 不使用)
b ：口唇形成術縫合直後
c ：術後 1 年，披裂側鼻柱は短縮し鼻孔は扁平化している．
d ：8 歳時，披裂側鼻柱は伸長し，鼻孔形態が改善している．
e ：8 歳時，口唇の状態

a	b
c	
d	e

いる状態と私は考えている．裂に妨げられ左右の組織が発達・連続できず，裂縁に沿って走行・伸展せざるを得なかったと考えると理解して頂けるかもしれない．この拘縮は顔面の発生時点から生じ，胎内の段階から成長に影響を与え，これにより鼻翼軟骨の変形と偏位が生じているという報告がある[10]．一方，口唇裂に認める鼻翼軟骨の変形は先天的な低形成である[11]との報告もある．両者の報告は，ともに口唇裂を持つ死産児の解剖所見を根拠としているが，結論は異なっている．私は，成人期まで鼻へ外科的侵襲を加えていない症例の所見から，披裂側鼻翼軟骨は先天的拘縮により背側尾側に偏位し扁平化するとともに，伸長され外側脚が幅広く長く変形するのではと考えている．一方，確かに鼻中隔の前尾側への低形成を口唇裂，特に口唇口蓋裂で認めることから，先天的な低形成が関わる部分もあると考えている．

このような先天的な軟部組織の裂縁への拘縮

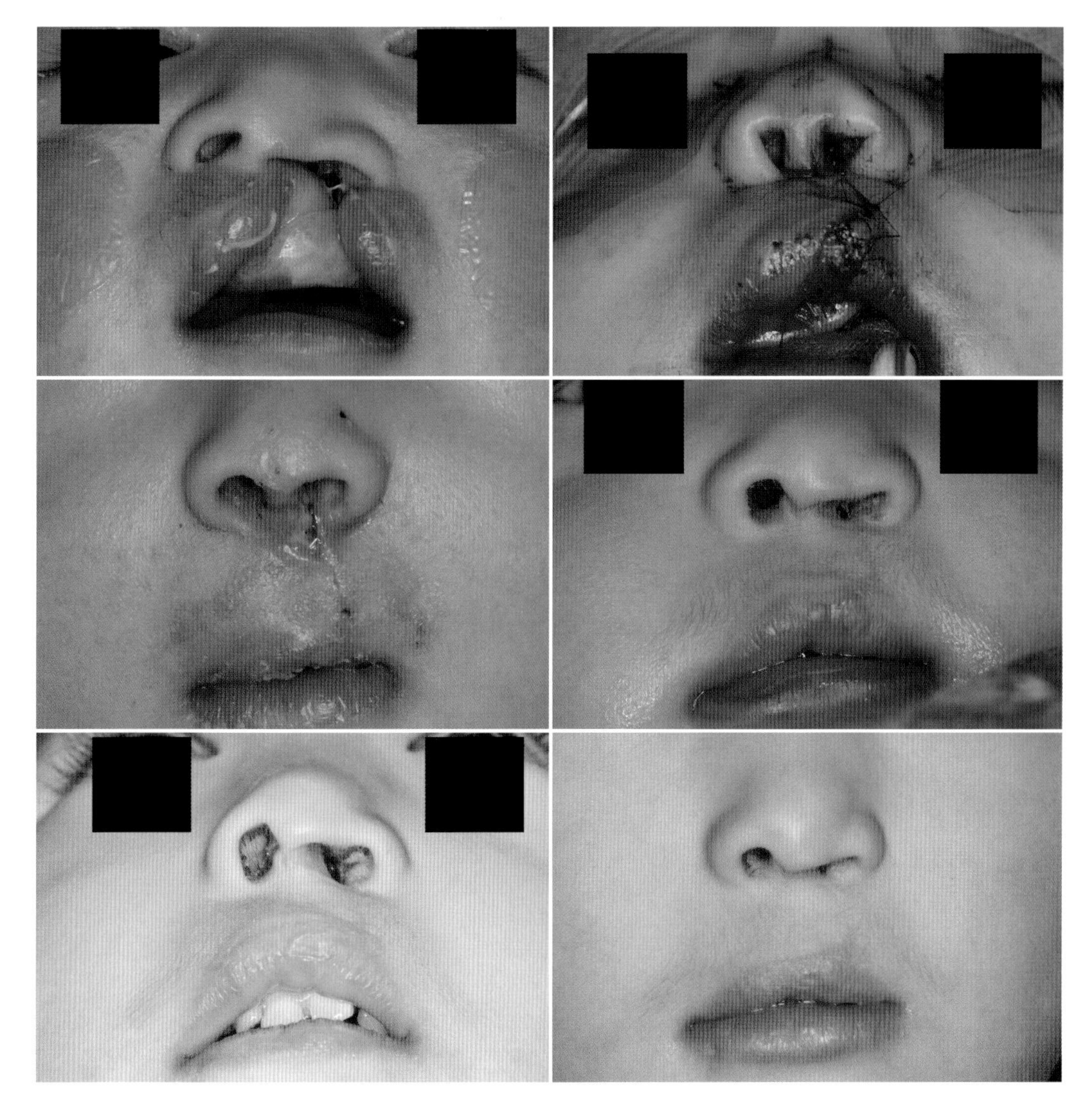

a	b
c	d
e	f

図 3. 症例2
a：左完全唇顎口蓋裂症例(NAM 不使用)
b：口唇形成術縫合直後，鼻柱は延長されている．
c：術後1週間，内側脚部のC-flapが表皮壊死している．
d：術後1年，鼻柱基部に瘢痕形成し，鼻孔は大きく変形している．
e：8歳時，披裂側鼻柱は伸長し瘢痕が頭側に移動している．
f：8歳時，口唇の状態

は，外鼻のみならず口唇の成長にも影響を与えると考えている．つまり，三角弁法に倣い積極的に上口唇に組織を補填することができれば，成長過程で披裂側 Cupid's bow の頂点が挙上しないようにできると考えている．

実際に本法で手術を行った症例1の経過を図2に示す．初回手術直後には鼻形態は一旦改善するが，術後1年には鼻翼軟骨の偏位と鼻柱の短縮が生じてしまっている．しかし，8歳時には鼻柱が成長し，鼻形態は改善している．この鼻柱成長が生じている部位がわかる症例を図3に示す．症例2はC-flapの血流障害により2歳時には鼻柱内側脚に瘢痕を残してしまった症例だが，7歳時には瘢痕は頭側に移動しており，鼻柱内側脚部の成長により鼻柱が成長していることがうかがえる．

本法で期待される長期成績

最後に図4に我々の長期的治療計画を示す．初

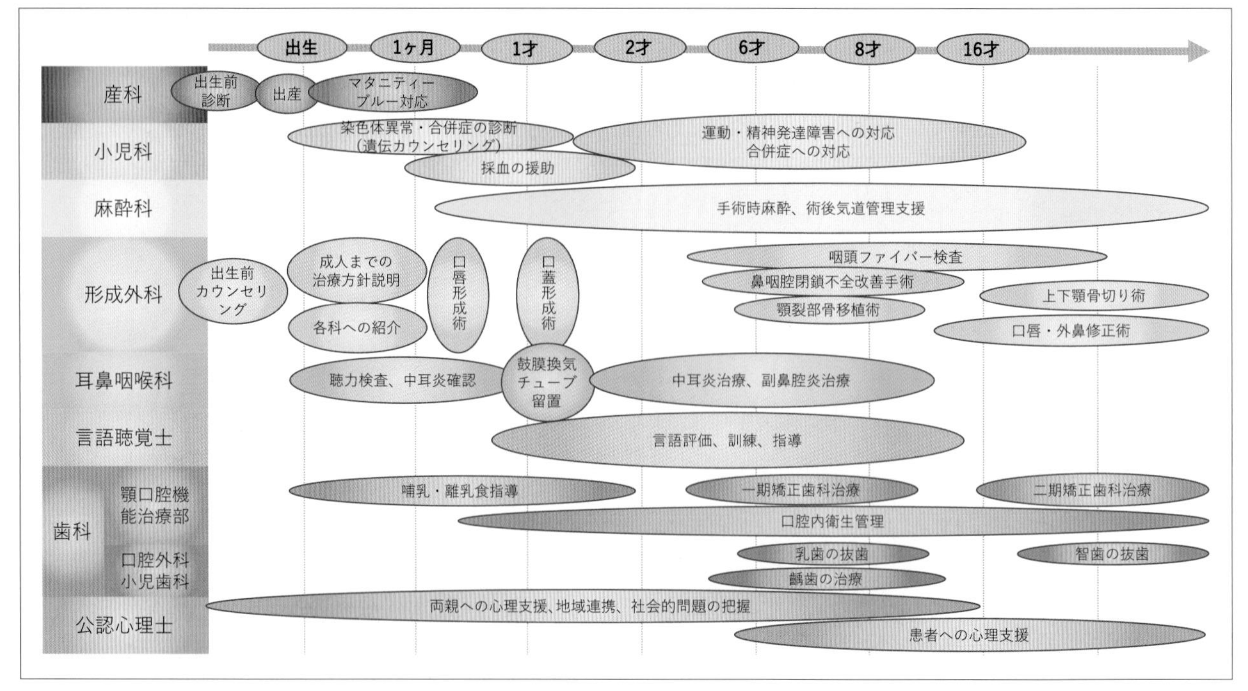

図 4. 我々の長期的治療計画

回手術時に可能な限り先天性拘縮を解除し十分な組織を補うことが我々の口唇・鼻の成長を見据えた初回唇裂手術の戦略であり, Mohler 切開を用いた口唇形成術の考えである．それにより，成長期に行われる口唇の修正術の頻度を減らすとともに，鼻柱の成長を促し，成長終了後に行われる最終的な外鼻形成術[9]において鼻翼軟骨の移動を容易とすることが期待される．

本稿は 2021 年 4 月 14～16 日に東京にて行われた第 64 回日本形成外科学会総会・学術集会にて発表した内容の一部に加筆したものである．

参考文献

1) Mohler, L. R.：Unilateral cleft lip repair. Plast Reconstr Surg. **80**：511-517, 1987.
Summary　Mohler 切開の原著．人中稜の分類とともにそれに沿わせる工夫として本法の利点が述べられている．

2) Millard, D. R.：Cleft craft the evolution of its surgery. Little, Brown and Company, 1976.
Summary　Millard 自身の唇裂形成術の変遷とともに，唇裂手術について影響を与え受け合った多くの外科医との交流を随筆風に記載した歴史的名著．

3) Noordhoff, M. S.：The surgical technique for the unilateral cleft lip-nasal deformity. Book The surgical technique for the unilateral cleft lip-nasal deformity. Noordhoff craniofacial foundation, 1997.
Summary　Noordhoff 自身が行ってきた片側唇裂に対する手術方法の詳細を記録した教育ビデオのシラバス．Mohler 切開を利用した術式について，その有用性にいち早く着目し，詳細で美しい図解とともに記載・解説している．

4) Cutting, C. B.：The extended Mohler unilateral cleft lip repair. Comprehensive cleft care. Losee, J. E., et al. 285-298, The MacGraw-Hill Companies, 2009.
Summary　Extended Mohler 法について，その経緯から術式の詳細について Cutting 自らがわかりやすく記している．唇顎口蓋裂治療に従事する医療者にとって必携の書．

5) Cutting, C. B., Dayan, J. H.：Lip height and lip width after extended Mohler unilateral cleft lip repair. Plast Reconstr Surg. **111**：17-23；discussion 24-26, 2003.

6) 今井啓道：【口唇裂初回手術—最近の術式とその中期的結果—】片側口唇裂初回外鼻形成術 Extended Mohler 切開を利用した rotate down 法による片側唇裂形成術．PEPARS. **89**：44-52, 2014.

Summary　筆者の行っている extended Mohler 切開を利用した口唇形成術について，その考えと手技の詳細を記載するとともに，手術結果について計測値の中間報告を行っている．
7) Cronin, T. D.：A modification of the Tennison-type lip repair. Cleft Palate J. **3**：376-382, 1966.
Summary　古典的三角弁法である Tennison 法の変法である Cronin 法の原著．
8) 山田　敦，福田　修：【片側口唇裂初回手術の長期 follow-up】小三角弁より Millard 変法への変遷．形成外科．**31**：12-20，1988.
9) 今井啓道：【口唇裂二次修正術】鼻中隔軟骨利用による外鼻修正術　Open Septorhinoplasty．PEPARS．**28**：72-78，2009.
Summary　筆者が行っている最終的な鼻修正術である open septorhinoplasty について解説するとともに，鼻翼軟骨外側脚の移動のために梨状孔縁での裏打ちの延長が必要なことを指摘している．
10) McComb, H.：Primary correction of unilateral cleft lip nasal deformity：a 10-year review. Plast Reconstr Surg. **75**：791-799, 1985.
Summary　McComb らの初回唇裂手術時に行う鼻形成術について述べる中で，死産で生まれた唇裂児の解剖所見を示し，披裂側鼻翼軟骨の変形は低形成ではなく，裂変形により伸展されたことによる偏位と変形が主体であると述べている．
11) Byrd, H. S., Salomon, J.：Primary correction of the unilateral cleft nasal deformity. Plast Reconstr Surg. **106**：1276-1286, 2000.
Summary　Byrd らの初回唇裂児の鼻形成術について述べる中で，死産で生まれた唇裂児の解剖所見を示し，披裂側鼻翼軟骨に低形成があることを示している．

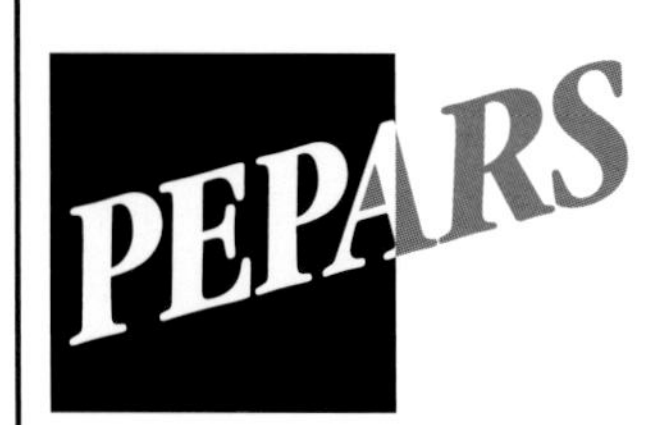

◆特集／口唇口蓋裂治療―長期的経過を見据えた初回手術とプランニング―

長期的結果を見据えた初回片側口唇裂手術：Anatomical subunit approximation 法

須永　中*

Key Words：解剖学的サブユニット(anatomical subunit)，下鼻甲介粘膜弁(inferior turbinate mucosal flap)，赤唇三角弁(vermilion triangular flap)

Abstract　2005年にFisherが報告したanatomical subunit approximation法は，解剖学的サブユニットに沿った皮膚切開が特徴の術式である．この方法の最大の利点は，鼻柱基部と鼻翼基部のサブユニットが維持されることである．我々は2009年よりanatomical subunit approximation法を採用し，改良を加えてきた．筆者の方法とFisherの原法との最大の相違点は，鼻柱基部の点に対応する鼻翼基部の点を術前には設定せず，梨状口縁から鼻腔底を再建後に鼻翼形態を見ながら決定するところである．現在の筆者の術式について，そのコンセプトと手術の詳細について述べる．

はじめに

当院は2006年に小児医療センターとして開院して以降，年間15～30例の片側口唇裂初回手術を施行してきた．開院当初は，片側口唇裂初回手術にはrotation advancement法(以下，RA法)の変法であるMillard＋小三角弁法(以下，RA＋T法)を用いていたが，2009年よりFisherが報告したanatomical subunit approximation法(以下，AS原法)[1)2)]を採用した．そして，AS原法を改良したtop down法(以下，TD法)を2014年の本誌にて報告した[3)]．その後も中期結果を元にいくつかの改良を加えている．筆者の現在行っている術式の詳細について以下に記す．

* Ataru SUNAGA，〒329-0498　下野市薬師寺3311-1　自治医科大学とちぎ子ども医療センター小児形成外科，講師

皮膚切開のデザイン

AS原法は口唇の解剖学的サブユニットの境界を線で区切り(図1)，可能な限り切開線を境界線と一致させる術式である．一見明解なコンセプトではあるが，明確な境界がないところを線で区切って考えるため，サブユニットの境界の解釈によってデザインが変化し得る(図2)．筆者のデザインを健側と患側に分けて解説する．

健側のデザイン(図3)

健側Cupid's bowの頂点と対称な位置に患側Cupid's bowの頂点Aを設定する．実際には健側Cupid's bowの頂点も正中の点も明瞭ではないことが多いため，しばしば設定に難渋する．正中の点を0.5 mm患側にずらしただけで，患側Cupid's bowの頂点は1 mm外側にずれ，その分鼻柱基部までの距離(図3におけるAC間の距離)も短くなってしまう．左右の人中稜の長さの差が大きすぎると，小三角弁とRose-Thompson効果だけでは延長しきれなくなってしまうため，Cupid's bow

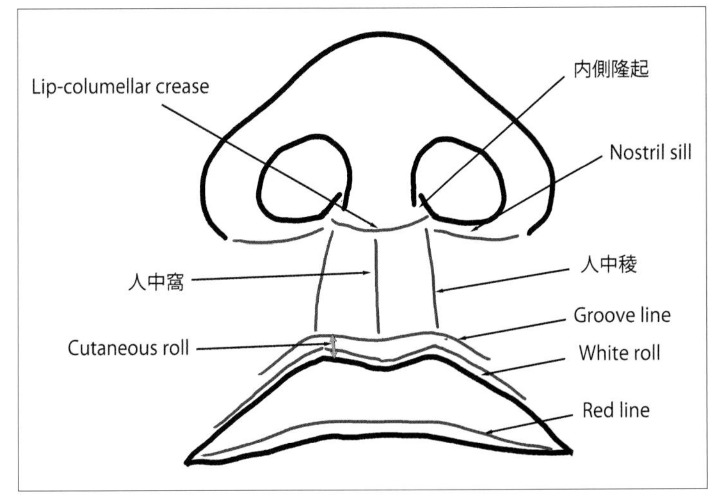

図 1. 上口唇の解剖学的サブユニット(青線が境界線)

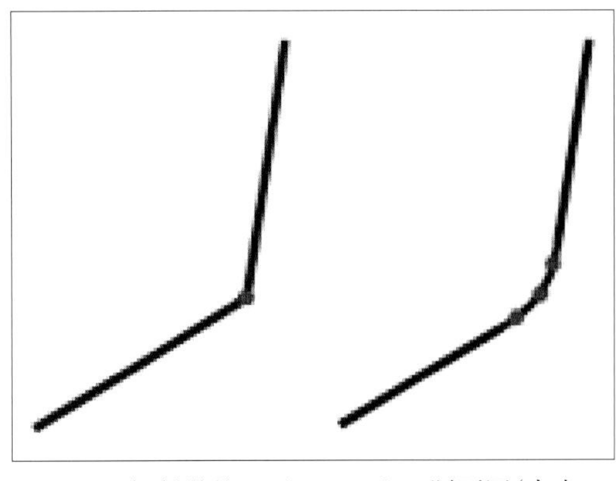

図 2. 解剖学的サブユニットの断面図(赤点が境界線の断面)
左のように明確に境界が定まることはなく，右のように幅をもって解釈できる.

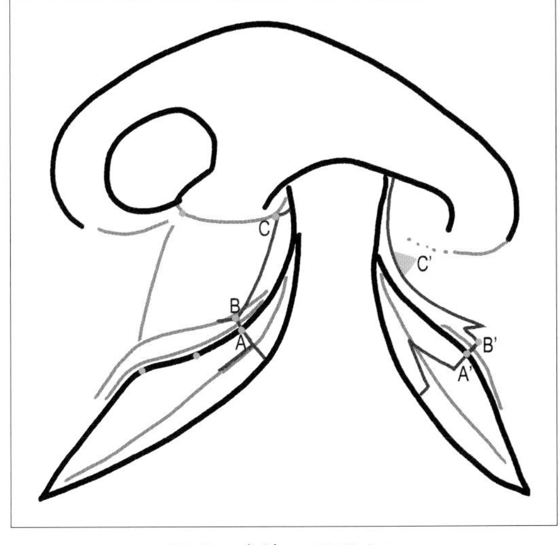

図 3. 本法のデザイン

の幅と AC 間の距離を天秤にかけつつ，点 A を設定しなければならないことも多い.

次に，赤唇縁と垂直な線を頭側に引き，cutaneous roll 上端の groove line との交点の点 B を三角弁挿入部として設定する．Groove line も明確に定義される線ではないため，点 B の位置も幅を持って設定し得る．しかし，点 B を上方に設定しすぎると，健側患側ともに口唇皮膚の切除量が大きくなってしまう．また，健側と患側の cutaneous roll の幅を計測して合わせたつもりでも，切開すると距離が変化して赤唇縁の段差の原因となることがある．以上の理由により，筆者は AB 間の距離は 1.5 mm 以内に留めるようにしている.

続いて lip-columellar crease を同定する．Lip-columellar crease は，鼻尖を軽く下に押した際に鼻柱基部にできる線であるが，この線も 1 mm 弱の幅をもって解釈できることが多い．筆者は鼻柱基部のサブユニットを初回手術において壊さないことが重要であると考えているため，解釈の範囲における下縁を crease として設定している.

Lip-columellar crease と健側人中稜の延長線の交点と対称の位置に点 C をとる．乳児の人中稜はなだらかな稜線であり，特に上方は不明瞭なことが多いため，点 C の位置も幅をもって解釈できる．AS 原法では点 C が内側に入りすぎることにより，組織の切除量が大きくなっているように思われる．点 C より外側の組織切除量が多すぎると，特に鼻翼内側の組織量の少ない完全唇顎口蓋裂においては修正困難な患側鼻孔の狭小化をきたすことがある．そのため，筆者は人中稜の解釈の範囲内で外側よりに点 C を取り，そこから内側隆起を大きめに回り込むように切開線をデザインしている．点 BC 間の切開線についても，AS 原法では BC 間を直線で結んでいるが，筆者は外側にわずかな弧を描くようにデザインしている．この点 C の位置と弧を描く切開線の改変については，小山の改変[4]に類似している.

Dry lip と wet lip の境界には vermilion triangular flap 挿入部を設定する.

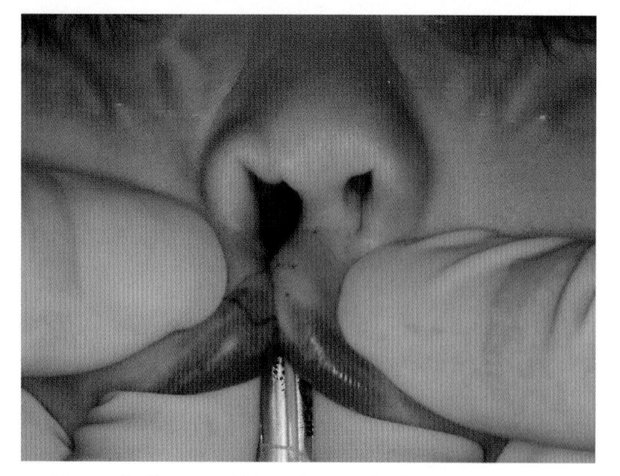

図 4. 術前に用手的に寄せる方法ではC' の位置を正確に決定することは難しい.

患側のデザイン

健側の点 A，B に対応する点 A'，B' を設定する．点 A' の位置が最も術者間で差が出る点ではないかと思う．外側に取り過ぎると口角からの距離が短くなり，内側に取り過ぎると縦方向の距離が短くなるうえ，口輪筋の筋束が細くなり自由縁の筋層再建が難しくなる．筆者は white roll の最も厚い部分と赤唇・口輪筋が内側に向けて収束し始めるライン上を目安とし，その他に後述の大まかな点 C' の位置や口角との距離を参考にして総合的に点 A' を設定している．

筆者の方法と AS 原法との最大の違いは，鼻柱基部の点 C に縫合される披裂側の点 C' を，術前には決定せず，鼻腔内を再建した後に鼻翼の形態を見ながら決定する点である．AS 法の原法では，術前に用手的に口唇を寄せ，鼻の形態を見ながら「術者がよいと思うところで」(somewhat arbitrary) という曖昧な方法で点 C' を決定している．しかし，この方法では，裂に収束する皮膚や口輪筋の二次的な影響を受けてしまい，鼻翼の変形・偏位が大きい症例ほど誤差が生じやすいと考えられる (図 4)．そのため，術前のデザインでは，用手的に口唇を寄せることにより大まかな点 C' の位置 (図 3 における緑三角) を把握するに留め，切開線はそのまま赤唇縁に沿って梨状口縁〜下鼻甲介前縁まで延長している．

続いて三角弁の大きさであるが，2014 年に本誌で報告した TD 法では，点 C' を決定した後に計測に基づいて三角弁の大きさ・傾きと外側口唇の切開線をデザインしていた (図 5，6)．しかし，術中の計測に基づくと三角弁の大きさが 2.5〜3 mm 程になってしまうことがあり，長期的には鼻翼・鼻腔底の後戻りに伴い患側口唇が長く見えてしまう症例が散見された．そのため，現在では三角弁の大きさは AS 原法に従い，「左右の人中稜の長さの差 − 1 mm」かつ最大で 2 mm までとしている．

また，AS 原法・TD 法では，三角弁の傾きは患側口唇の長さによって図 7 の如くデザインする．しかし，三角弁の先端を過度に傾けてデザインすると，三角弁挿入部にはめ込む際に三角弁基部に不自然なよじれが生じてしまうことがあった．

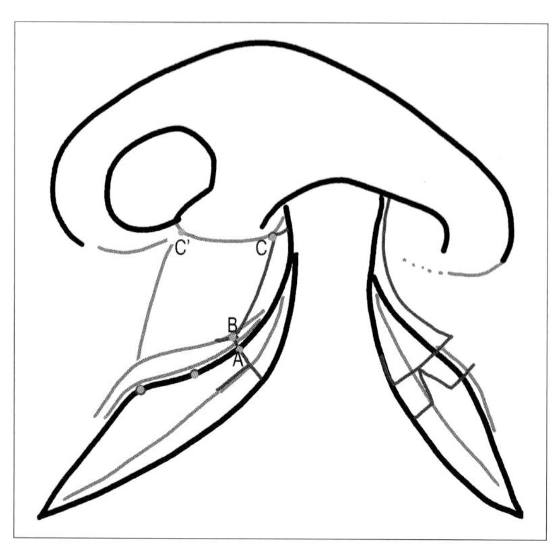

図 5. TD 法の術前デザイン
三角弁周辺のデザインは手術後半に決定する.

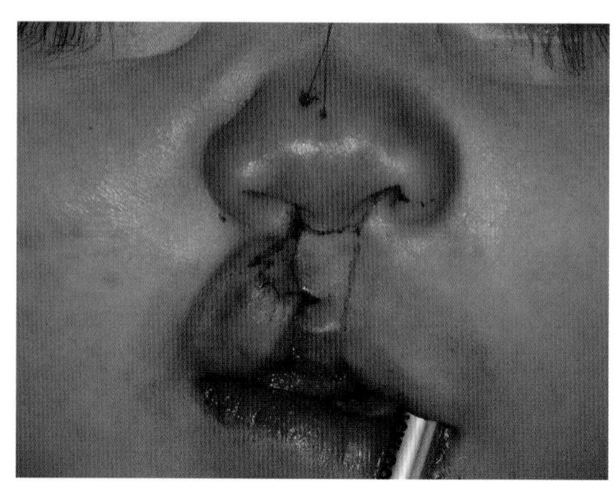

図 6. TD 法における術中デザイン
鼻柱基部を縫合してから，改めて患側口唇の切開線をデザインする.

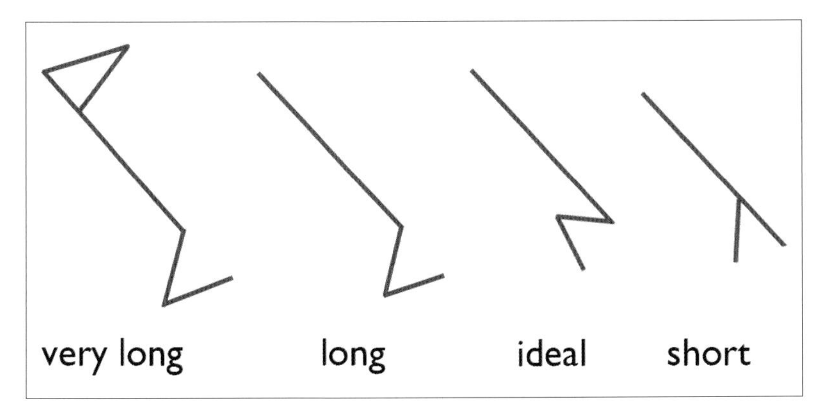

図 7. AS 原法・TD 法における三角弁のデザイン

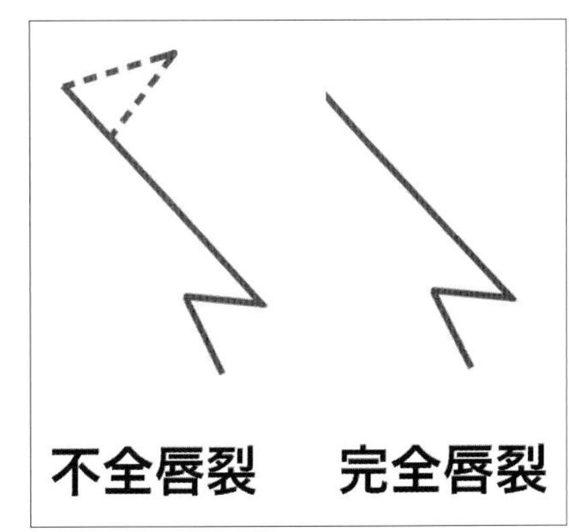

図 8. 本法における三角弁のデザイン

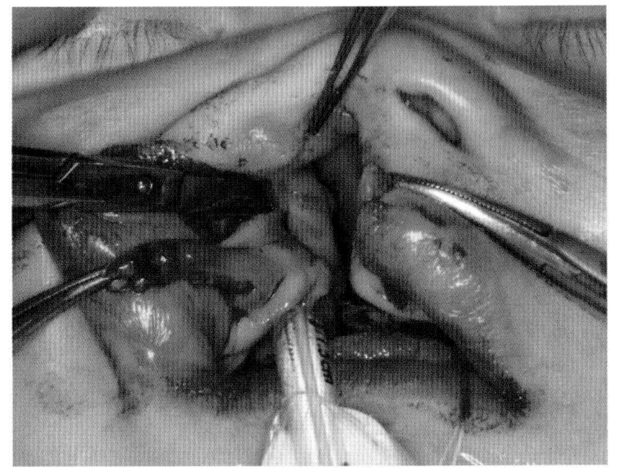

図 9. 下鼻甲介粘膜弁の挙上
剪刀を用いて下鼻甲介の粘膜を bipedicle としてから深部を切離して挙上する.

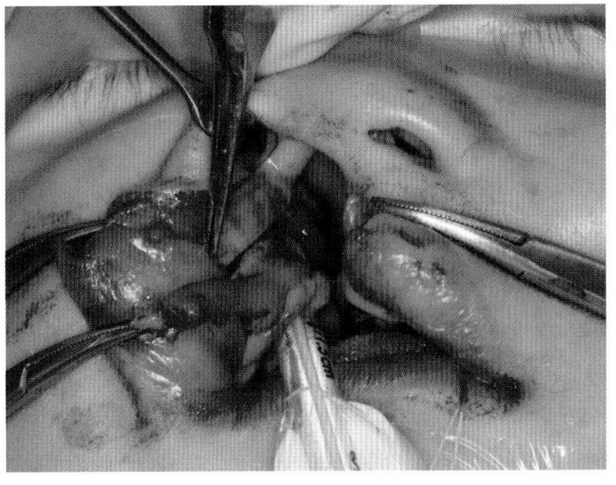

図 10. 挙上した下鼻甲介粘膜弁を transposition したところ

TD 法の症例を重ねたところ, 完全唇裂ではほぼ全例 short もしくは ideal パターン, 不全唇裂では全例 long もしくは very long パターンであったため, 現在では図 8 の如く三角弁の角度は一定としてデザインしている. 不全唇裂の場合, ほとんどの症例において患側皮膚は余剰となるため, nostril sill の下方において楔状に皮膚をトリミングすることとなる.

点 A と点 A' の部分における dry lip の厚さの差を修正するための vermilion triangular flap を図 3 の如くデザインする. Noordhoff の原法[5]では, dry lip のみで flap を作成しているため, 細くて脆い flap となってしまう傾向があった. そのため, 筆者は wet lip も含めて先端の角度が45°前後となるように flap をデザインすることにより, しっかりした flap を口唇正中まで差し込めるようにしている.

手術手技

1. 切開・剝離操作

- 健側よりデザイン通りに皮膚を切開する. 披裂粘膜弁を挙上し, 上唇小帯を越えるところまで上口腔前庭を横方向に切開する. 口輪筋周囲を皮下と骨膜上において剝離し, 裂に収束している口輪筋を尾側に下げる.
- 前鼻棘において骨膜を切開し, 健側の鼻粘膜を鼻中隔軟骨から鼻腔底にかけて剝離した後, 鼻中隔軟骨を前方より 1 cm ほど外す.
- 続いて患側の皮膚切開, 披裂粘膜弁の挙上を行う. 上口腔前庭を外側に切開する.
- 患側の皮膚切開を延長し, 鼻腔内を梨状口縁沿いに切開する. 鼻翼基部外側の骨膜上を広範に剝離する.
- 下鼻甲介粘膜弁を挙上する(図 9, 10). 局所麻

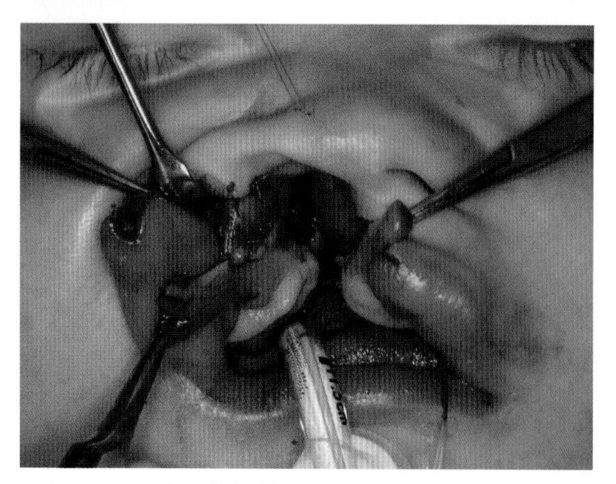

図 11． 下鼻甲介粘膜弁を梨状口縁の欠損部に縫合し，患側披裂粘膜弁との連合粘膜弁を作成したところ

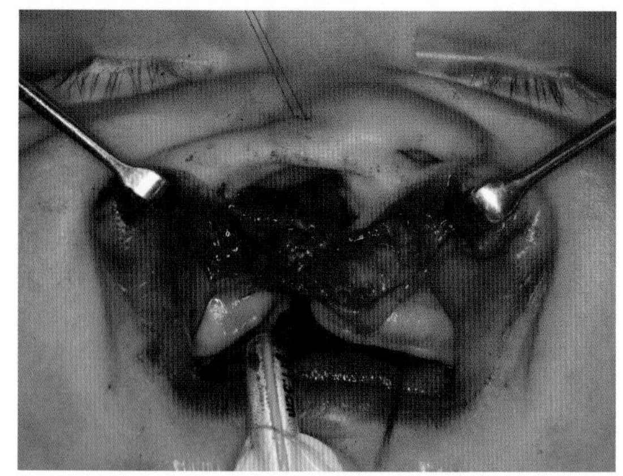

図 12． 患側披裂粘膜弁と健側披裂粘膜弁を交叉させて，鼻腔底を再建したところ

酔薬を注射して粘膜を膨潤させると挙上しやすくなる．剪刀を用いて双茎粘膜弁を作成した後に，深部を切離する．挙上した部位は raw surface のまま残すことになるので，後出血の予防のため焼灼止血する．

- 不全唇裂の場合，患側鼻翼の偏位が軽微な症例以外は，完全唇裂に対する術式と同様に，鼻腔内梨状口縁沿いを切開し，下鼻甲介粘膜弁を挙上する．
- 外鼻の皮膚と大鼻翼軟骨（LLC）の位置異常を修正するために，患側の LLC 上を鈍的に剝離する．
- 患側 LLC よりやや上方に牽引糸をかけて患側鼻翼を引き上げつつ，鼻翼基部に収束している口輪筋を尾側に下げる．

2．外鼻と鼻腔底の形成

- 左右の鼻翼が対称となる位置に患側の鼻翼を把持した状態で，吸収糸による transcutaneous fixation を dome におく．一時的に皮膚の陥凹が生じるが術後早期に消失するので問題はない．この操作により，外鼻の皮膚と LLC の位置異常がある程度修正される．
- 鼻翼の牽引糸を軽く吊り上げることによって生じる梨状口縁沿いの裏打ちの不足部分に，下鼻甲介粘膜弁を transposition して縫い付けていく．鼻腔底に至ったところで下鼻甲介粘膜弁と患側披裂側粘膜弁を合わせるように縫合し，連合粘膜弁を作成する（図 11）．この患側連合粘膜弁と健側披裂粘膜弁を交叉させて縫合することにより鼻腔底を再建する（図 12）．下鼻甲介粘膜弁と両側披裂粘膜弁の大きさ・位置は患者によって異なるため，粘膜弁の組み合わせ方は適宜変更してよい．
- 患側鼻翼基部の軟部組織（鑷子で把持・牽引して，確実に鼻翼基部に力が伝わることを確認する）と鼻柱基部の軟部組織を吸収糸で縫合する．以前は鼻中隔軟骨に縫合していたが，鼻翼基部を引き込むベクトルが尾側すぎるため変更した．鼻柱基部の軟部組織が脆い場合は，健側内側隆起の奥で埋没重瞼と同様の埋没法を行うとよい．
- 鼻柱基部の点 C に縫合される披裂側の点 C′ を，鼻翼の位置と巻き込みの程度を見ながら慎重に決定する．点 C′ が決定したら，上方の皮膚をトリミングして内側隆起の皮膚と縫合する．AS 原法では，点 C′ より上方の皮膚を，健側の切開線に合わせて弧状に切開している．しかし，鼻柱基部の点 C における切開線の角度は Rose-Thompson 効果によりかなり鈍角になるため，AS 原法ほどの切除は不要であり，切除が全く不要であることも多い（図 13）．

3．口腔内・口輪筋の縫合

口唇裏面と上口腔前庭の粘膜を縫合する．患側口唇は内側に進展させながら縫合していく．鼻腔底を橋渡しした粘膜弁の付近で 3 点縫合となる．先に vermilion triangular flap を健側に挿入して

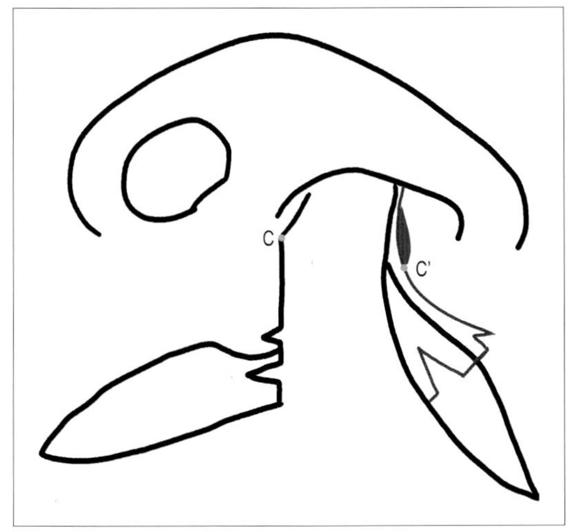

図 13. 鼻腔内のトリミング範囲(青)
Rose-Thompson 効果により点 C を頂点とする切開線の角度は鈍角化するため，AS 原法よりもトリミング範囲は少なくなる．

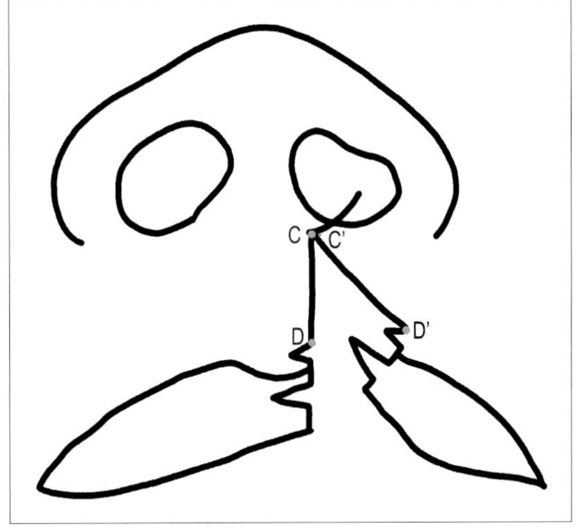

図 14. 白唇部の縫合 1
AS 原法では CD＝C'D' となるよう術前にデザインする．本法では鼻翼の位置と形態を最優先に点C'を決定するため，CD≠C'D' となることがある．

縫合した後，縫合糸を 1 本切らずにモスキートペアンで上方に牽引して，口唇裏面の縦方向を縫合していきながら，3 点縫合となる点を決定するとよい．

口輪筋は裂部に向かって収束しているため，赤唇縁の高さで上下に分割してから，それぞれを縫合する．

4．白唇部の縫合

TD 法(図 5，6)と異なりすでに三角弁上端の点 D' は決まっているため，鼻翼の位置・形態を最優先に点 C' を決めると，図 14 における CD 間の距離と C'D' 間の距離が合わないことが起こり得る．術前に CD＝C'D' となるように点 C' を決めてしまうのが AS 原法であるが，それだと点 C' の位置を誤ることがあるというのが筆者の主張である(AS 原法に限らず，計測に基づく方法全てにあてはまる)．C'D' ＝CD±1.5 mm 以内であれば，そのまま辺 CD-C'D' 間を縫合する．C'D' <CD－1.5 mm，すなわち C'D' が短すぎる場合(経験上全例完全唇裂である)，三角弁の位置を外側にずらさなければならないが(図15の①)，術前のデザインで適切に点 A' を設定できていればそのようなことは稀である．C'D' >CD＋1.5 mm，すなわち C'D' が長すぎる場合(経験上ほぼ全例不全唇裂である)，nostril sill の直下にて楔状に皮膚をトリミングする(図 15 の②)．また，不全唇裂の場合，鼻腔内でも余剰皮膚が生じ，トリミングが必要となることが多い(図 15 の③)．

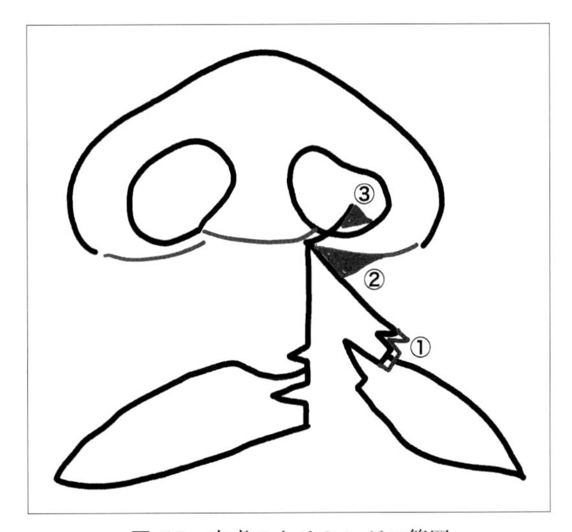

図 15. 皮膚のトリミングの範囲
① C'D' <CD－1.5 mm の場合
② C'D' >CD＋1.5 mm の場合
③ 鼻腔内に余剰がある場合

真皮縫合の後，Dermabond® を用いて閉創する．患側鼻腔内にメロセル® を挿入して，下鼻甲介粘膜弁挙上部からの出血を予防する．

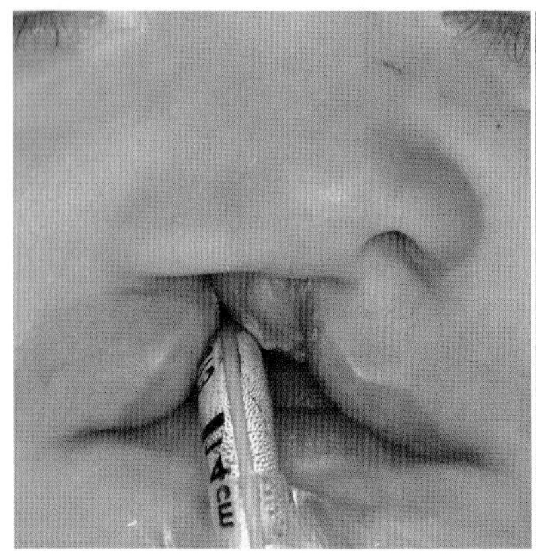
a．術前

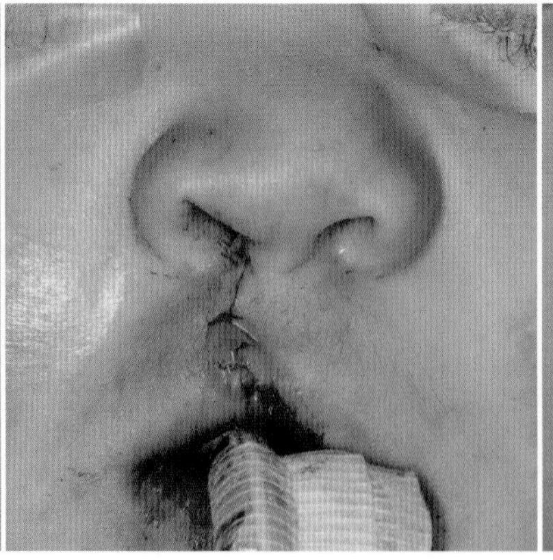
b．手術終了時

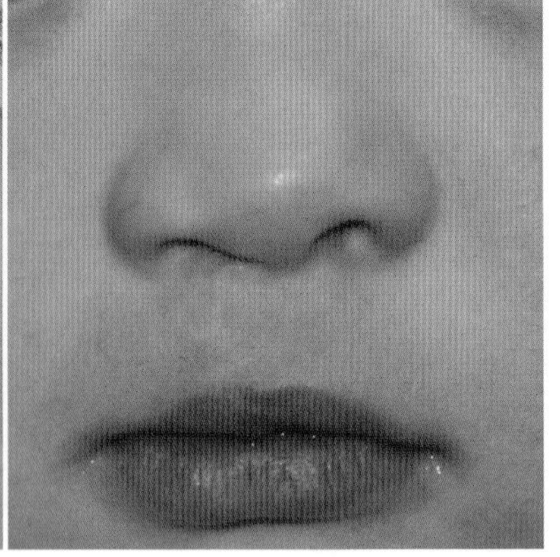
c．術後1年

図 16.

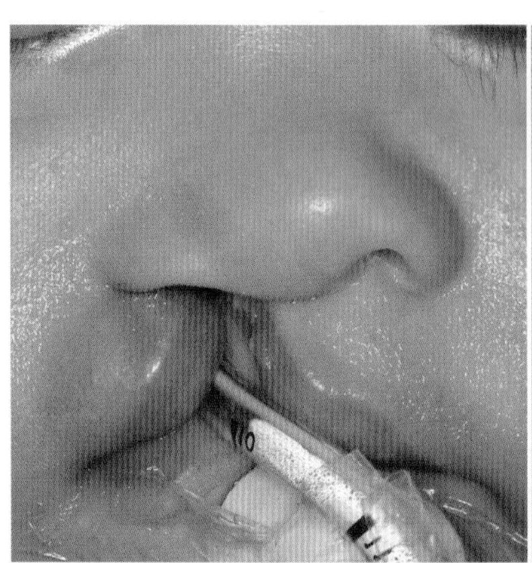
a．術前

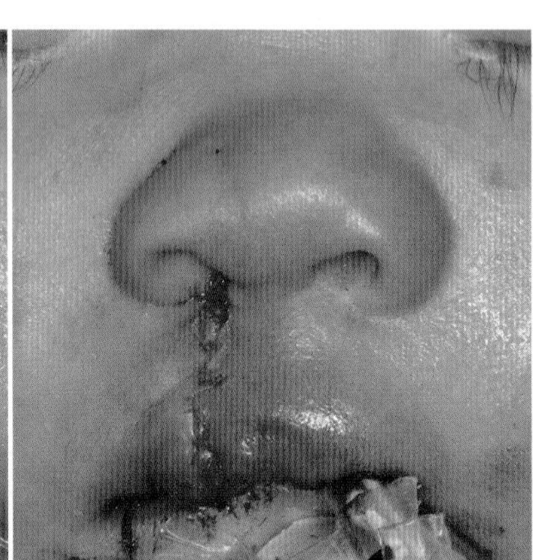
b．手術終了時

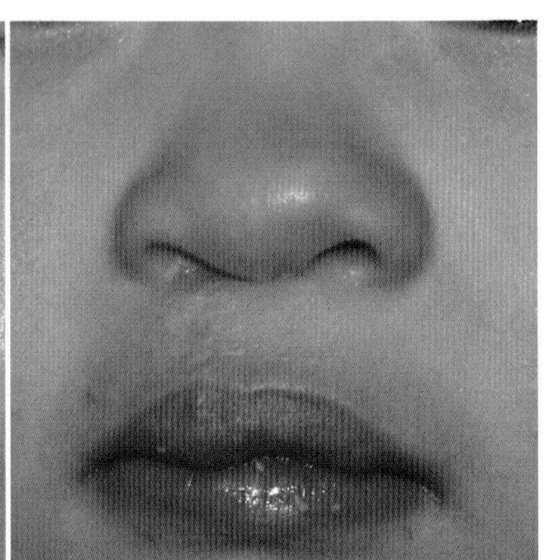
c．術後1年

図 17.

症　例

図16，17に症例を提示する．

術後管理

術後3時間後より哺乳を許可し，問題なく飲めるようなら当日中に静脈ラインを抜去している．翌朝に鼻腔内のメロセル®を抜去して退院としている．開院以来2泊3日のクリニカルパス[6]を用いているが，早期に退院したことによる不具合は経験していない．退院約2週間後の外来でDermabond®が脱落していることを確認してからテーピング指導を行っている．

長期的治療計画

当院における唇裂治療の分担を図18に示す．歯科口腔外科と良好な関係を保ち(月1度の合同カンファランス)，手術治療を分担(顎裂部骨移植は歯科口腔外科)しているのが当院の特徴である．

考　察

1．長期結果を見据えた初回手術とは？

口唇裂初回手術の究極の目標は，修正の必要ない完全に左右対称な口唇鼻形態を得ることであるが，現実的には難しいことが多く，ほとんどの症例において二次修正術が必要になる．そのため，初回手術では二次修正が困難な変形をきたさないよう留意する必要がある．

筆者が初回手術において重視しているのは鼻翼基部の形態と位置である．口唇の形態と瘢痕については，ほとんどの症例において二次修正術で(少なくとも患者が受容できる程度には)改善可能

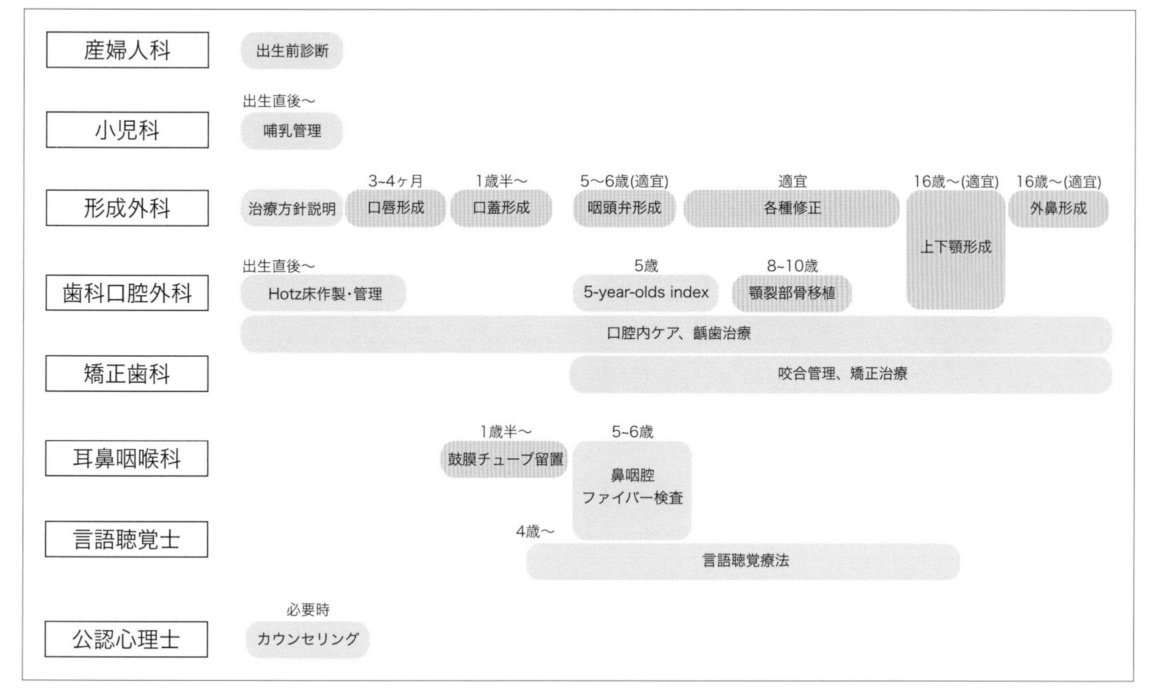

図 18.

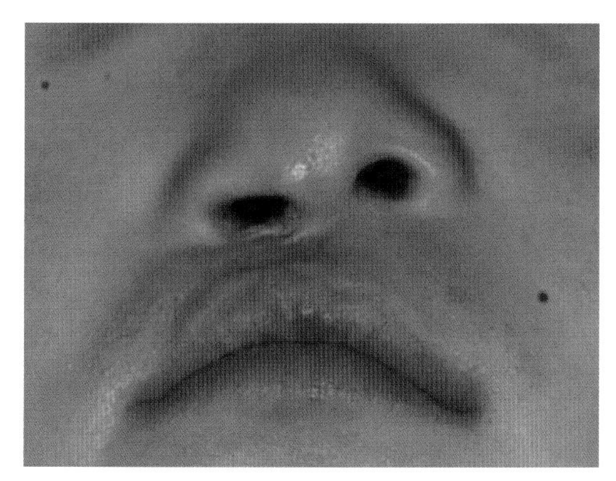

図 19. 典型的な唇裂鼻変形
鼻翼の外側下方尾側への偏位と巻き込み不足，supra-alar crease 上方の落ち込みを認める．

であるが，鼻翼基部の形態と位置は，初回手術の際にある程度獲得しておかないと修正困難な変形をきたす(図19)．鼻柱基部から鼻翼基部に至るサブユニットが維持されるのがAS原法の大きな特徴であり，AS原法をさらに改良して鼻翼の位置決めを最優先にしているのが筆者の方法である．同様のコンセプトについては，すでに1985年にNamba[7]が報告している．

また，外側下方尾側に偏位した鼻翼の位置を矯正するためには，鼻腔底から梨状口縁にかけての裏打ちを十分な量の粘膜弁で再建することが重要であると考えている．これをおろそかにすると，鼻翼の位置不良・後戻りとsupra-alar crease上方の陥凹変形をきたす．患側の披裂粘膜弁(いわゆるMillardのL-flap)を用いて梨状口縁の裏打ちを再建している施設も多いと思うが，筆者は下鼻甲介粘膜弁を梨状口縁の裏打ちに用いることにより，両側の披裂粘膜弁で鼻腔底を再建することを可能としている．その一方で，挙上がやや難しく，症例によっては血流や支持性が不安定になることがあるのが下鼻甲介粘膜弁の欠点である．

2．術式の分類について

口唇裂初回手術の術式は，口唇の延長方法や切開線によってRA法，三角弁法などに分類される．AS原法は三角弁法とRose-Thompsonの直線法のハイブリッドであると言える．一方，現在本邦で最も広く用いられていると考えられるRA＋T法は，RA法の「口唇の十分な延長を得るためには，C-flapを内側まで切り込まざるを得ず，その結果不自然な瘢痕と鼻孔の狭小化を生じる」という欠点を克服するために，小三角弁を用いることにより延長距離を稼ぎ，C-flapを小さくして，より人中稜に沿ったデザインを可能とした術式であり，RA 法と三角弁法のハイブリッドであると言える．しかし，RA＋T 法の C-flap を小さくしていくと AS 原法や筆者の方法とそれほど変わらない切開線となる．また, RA＋T 法の開発者である Onizuka が 1991 年に報告した新しい術式[8]では，健側のデザインは Fisher の AS 原法とほぼ同じであることも興味深い．口唇の延長方法や切開線については，別ルートから山頂を目指していた登山隊が山頂(雲がかかっていて見えないが)に近づくにつれ合流するが如く，1 つのルートに収束しつつあるように思う．その一方で，外鼻形態については未だに課題が多く，成長終了後の外鼻形成を経ても満足のいく結果を得られないことが多い．今後は外鼻形態に配慮した口唇裂初回手術についての議論をより深めていくべきと考える．

まとめ

Anatomical subunit approximation 法を改良した筆者の方法を解説した．鼻柱/鼻翼基部のサブユニットを温存し，裏打ちを十分な量の粘膜弁で再建することが，長期結果を見据えた初回手術において最も重要であると考える．

参考文献

1）Fisher, D. M.：Unilateral cleft lip repair：an anatomical subunit approximation technique. Plast Reconstr Surg. **116**：61-71, 2005.

2）西関　修：【口唇裂初回手術―最近の術式とその中期的結果―】Fisher 法による片側唇裂初回口唇形成術．PEPARS. **89**：1-16, 2014.
Summary　AS 原法について詳細に記した報告．Fisher の原著には記されていない詳細な理論・作図方法まで述べられている．

3）須永　中，菅原康志：【口唇裂初回手術―最近の術式とその中期的結果―】解剖学的サブユニットに最大限配慮した片側唇裂初回口唇形成術．PEPARS. **89**：23-29, 2014.

4）小山明彦ほか：【口唇裂初回手術―最近の術式とその中期的結果―】解剖学的サブユニットに最大限配慮した片側唇裂初回口唇形成術．PEPARS. **89**：16-22, 2014.
Summary　AS 原法では健側唇の切除量が大きすぎることや，鼻柱基部に対応する鼻翼基部の点(本法における点 C')の位置が尾側すぎることに着目し，AS 原法を改良した報告．

5）Noordhoff, M. S.：Reconstruction of vermilion in unilateral and bilateral cleft lips. Plast Reconstr Surg. **73**：52-61, 1984.

6）須永　中，菅原康志：口唇裂初回手術に対する 2 泊 3 日クリニカルパス．日口蓋裂会誌．**34**：52-56, 2009.

7）Namba, K.：Primary repair of unilateral cleft lip. Ann Plast Surg. **14**：228-234, 1985.

8）Onizuka T, et al.：The contour lines of the upper lip and a revised method of cleft lip repair. Ann Plast Surg. **27**：238-252, 1991.
Summary　いち早く解剖学的サブユニット(文献内では contour lines)に着目した論文．健側のデザインは AS 原法とほぼ同じであるが，外側のユニットの捉え方が異なる．

PEPARS No.186：27-34, 2022

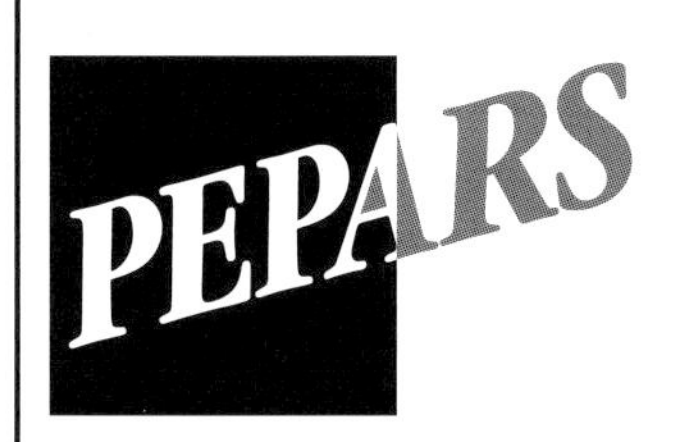

◆特集／口唇口蓋裂治療―長期的経過を見据えた初回手術とプランニング―

長期的経過を見据えた初回片側口唇裂手術：直線法

岡部圭介[*1]　貴志和生[*2]

Key Words：口唇裂(cleft lip), 口唇裂手術(cleft lip repair), 直線法(straight line repair)

Abstract　当科では，rotation-advancement 法による口唇裂手術の術後瘢痕を改善するための方法を模索するところから直線法による術式開発を開始し，これまでに直線＋小三角弁法，直線＋丸弁法，弓状切開による直線法を報告した．過去に報告された種々の術式の中での直線法の位置づけを確認した上で，当科で行っている直線＋丸弁法の要点を解説し，その経過と特徴，問題点について考察した．直線＋丸弁法は白唇部に幾何学的な瘢痕が形成されず自然な外観が実現できる一方で，① 鼻柱傾斜，② nostril sill 低形成，③ 患側鼻翼の下垂，④ 鼻翼の巻き込み不全などの変形が残存しやすい可能性がある．それらの問題点を解決するべく術式の改変を行い，良好な形態とミニマムな瘢痕を実現する理想的な治療法の開発を目指す努力を継続している．

口唇裂術式の分類

片側口唇裂手術には種々の術式が報告されている．いずれも左右対称で良好な形態を得るために考案された術式であるが，特に披裂部の短縮した白唇や vermilion(赤唇 dry lip)を延長して左右同等の形態にすることに重点が置かれている．片側唇裂の自験例において，生後2～3か月の初回手術時に鼻柱基部から左右の Cupid's bow peak までの距離(便宜的に「人中稜の長さ」と表現する)を測定すると，その左右差は，図 1 に示す通り，痕跡唇裂では約 1.75 mm，不完全唇裂では約 3.44 mm，完全唇裂では約 4.29 mm であった．

これらの数値的な乖離をうまく調整し，結果的に各部位が無理なくシームレスに連続し左右の対称性が得られるような術式が理想的である．

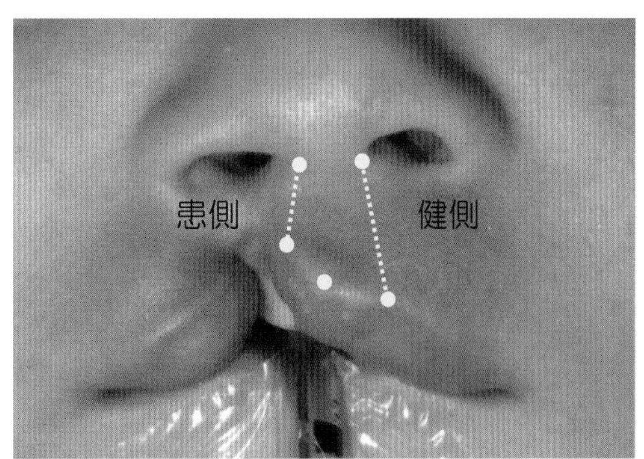

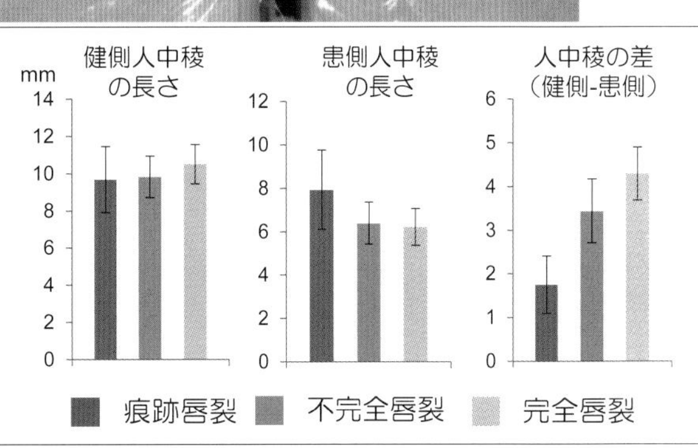

図 1. 片側唇裂症例における人中稜の左右差
片側口唇裂症例において左右の人中稜の長さを比較すると，全例で患側が短縮している．その差は，痕跡唇裂では約 1.75 mm，不完全唇裂では約 3.44 mm，完全唇裂では約 4.29 mm であった．

[*1] Keisuke OKABE, 〒160-8582 東京都新宿区信濃町 35 番地　慶應義塾大学医学部形成外科, 専任講師
[*2] Kazuo KISHI, 同, 教授

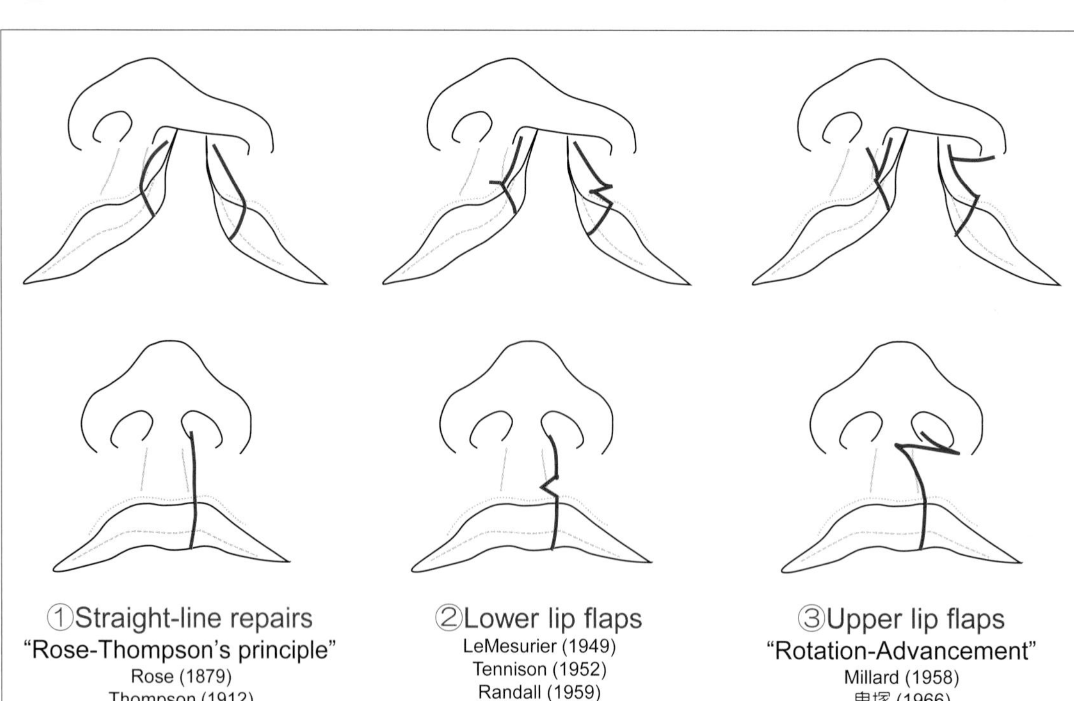

図 2. 口唇裂術式の分類

片側口唇裂手術の術式は，図2のように大きく分類することができる．直線法は ① の部類に属するが，弯曲した切開線を互いに縫合することにより延長させる“Rose-Thompson's principle”によって左右対称性を獲得する．② は白唇の尾側半部において三角弁や四角弁を挿入することによって人中稜を延長する術式としてまとめられている．③ の rotation-advancement 法は一種の Z 形成術を白唇頭側半部において形成することによって延長を図るが，唇裂を回転変形と捉えている点が特徴であり，披裂内側の短縮した白唇を rotate down すると同時に，いわゆる C flap を外側へ挿入して鼻柱の向きを変えている．鼻柱基部には外側から皮弁を正中側へ前進させて挿入する．

①～③ いずれも諸家により複数の変法が報告されている．

当科における口唇裂手術法の変遷

1．Rotation-advancement＋小三角弁法

当科で口唇裂診療を開始した当初は rotation-advancement に小三角弁を付加した鬼塚法を採用していたが，術後の複雑な縫合線が目立つ症例を複数経験し，改善の余地があると考えられた(図 3)．日本人の人中稜の形態分析を行ったところ，大部分は平行あるいはやや傾斜した直線状の人中稜を呈していたことから[1]，唇裂術後の瘢痕を人中稜に沿った直線状の形態とするべく新たな術式の開発に取り組むこととなった(図 4 ①)．

2．直線＋小三角弁法

1993 年に報告した直線＋小三角弁法は，直線状の切開に加えて white roll 部の小三角弁を作成し，出生後早期に手術を行うものである(図 4 ②)[2]．本法により人中稜を横切る複雑な縫合線は解消されたが，成長後に三角弁の幾何学的瘢痕が残存し目立つ症例が散見された．

3．直線＋丸弁法

そこで，三角弁を丸い形状へ変更し縫合線が緩やかなカーブを描くように改変し，2008 年に発表した(図 4 ③)[3](ここでは「直線＋丸弁法」と呼ぶ)．直線＋丸弁法は幾何学的な瘢痕が形成されない点が斬新であり，また白唇の延長についても小三角弁法以上の効果があると考えられた．総合的に優

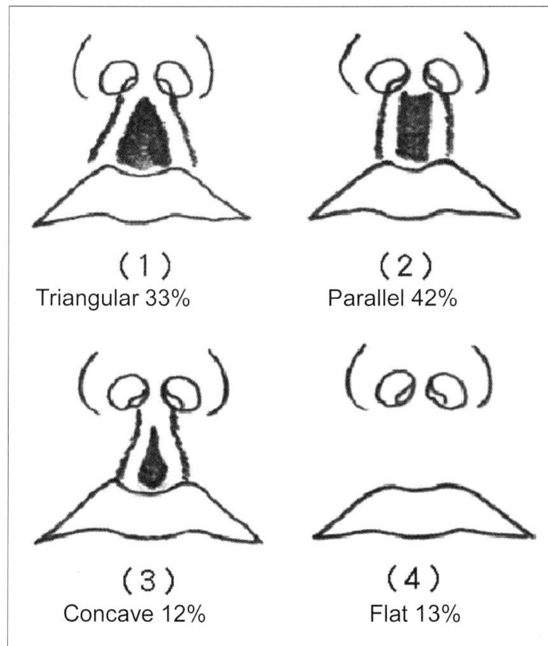

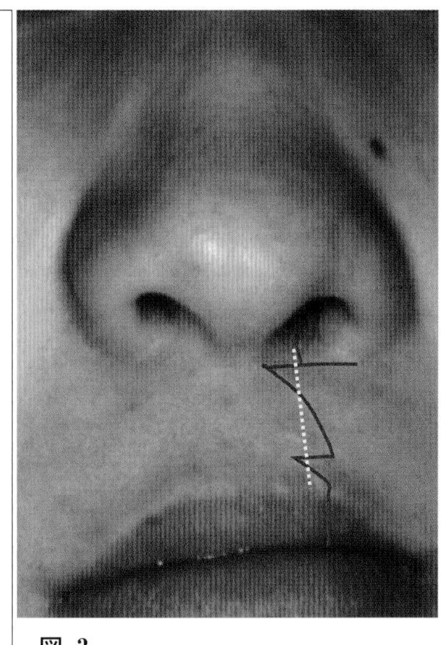

図 3.
日本人の人中稜形態とrotation-advancement法による縫合線
日本人の人中稜の形態分析を行ったところ，大部分は平行あるいはやや傾斜した直線状の人中稜を呈していた．Rotation-advancement法の術後には，人中稜を複雑に横切る瘢痕が形成されて目立つことがある．
(左図は文献1より引用)

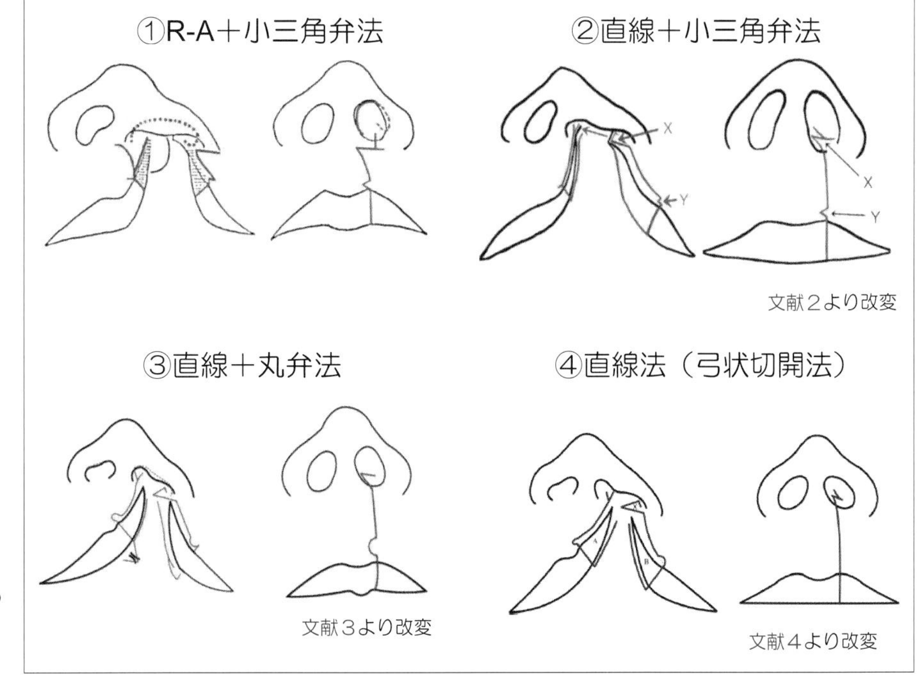

図 4.
当科における口唇裂術式の変遷

れた方法と考えられたが，緩やかなカーブを描く縫合線が人中稜に重なることから，縫合線をさらに直線状にするべく新たな術式が模索された．

4．弓状切開法による直線法

縫合線をさらに人中稜に沿ったものとするために，2010年に弓状切開法による直線法を報告した(図4④)[4]．本法は，互いに窪ませた創縁同士を縫合することにより，瘢痕を直線に近づけ，また組織のひずみによりvermilion borderにおいてwhite rollに類似した三次元的な凹凸が形成され

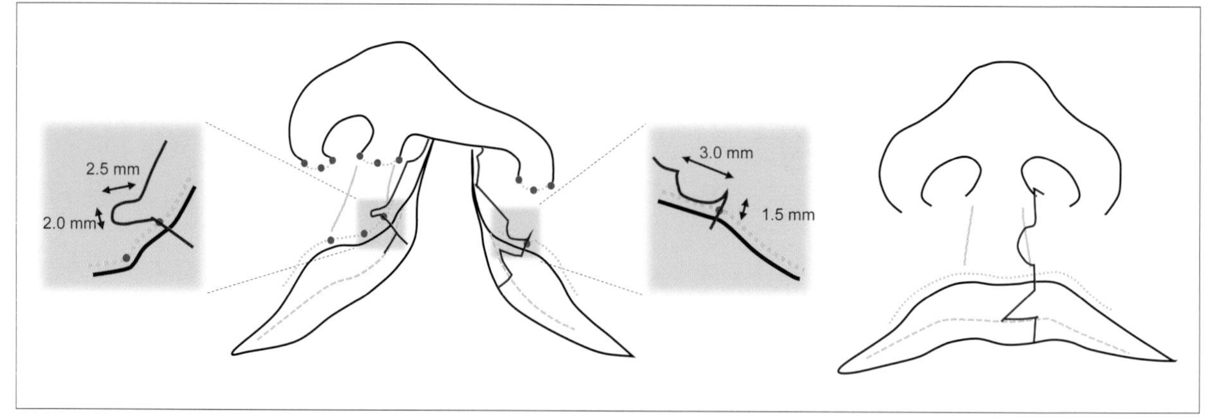

図 5. 直線＋丸弁法のデザイン
丸弁が縦長の楕円形であるのに対して，受け口は横長の楕円形となっており，形状が異なる点が特徴である．

る効果も狙ったものである[4]．人中稜に沿った直線状の縫合線に近づけるという観点では弓状切開法は優れているが，一方で，窪んだ創縁同士を縫合するために不均一な緊張がかかること，弓状切開による延長効果の程度が予想しづらく long lip となる可能性があること，直線状に vermilion border を横切る瘢痕が拘縮の原因となり得ることなどの欠点があると考えられる．そこで，筆者は直線＋丸弁法が総合的に最も優れていると考え，これを採用してきた．

直線＋丸弁法の術式と経過

当科で行っている直線＋丸弁法の術式の要点について説明し，症例の経過を踏まえてその利点と課題について考察する．

鼻柱基部から white roll までの距離を計測し，丸弁をデザインする．左右の人中稜の長さの差が 4.0 mm 程度の場合，図 5 のように丸弁とその受け口の大きさを設定する．人中稜の長さの差を加味して受け口の深さを調節してデザインする．ここで，丸弁の形状とその受け口の形状が異なることに注目されたい．丸弁が縦長の楕円形であるのに対して，受け口は横長の楕円形となっている．丸弁は，患側人中稜を延長する lower lip flap としての小三角弁のデザインを改変したものなので，単純に円形の皮弁を受け口に挿入するのではなく，披裂内側において半円形に切り開いた受け口に縦長の楕円形の皮弁を挿入するコンセプトでデザインされている．術中・術直後はやや窮屈な印象があるが，瘢痕の成熟化に伴いなだらかに波打つ線状瘢痕へと変化していく．図 6 に示す通り，程度の差はあるものの，全体的に幾何学的な瘢痕が形成されず目立たないことが多い．

本法を適用した患者について，術後の臨床写真をもとに口唇と外鼻の術後変化について検討した結果を図 7 に示す．まず，鼻翼基部の高さについては，術直後に良好な位置にある場合には術後も変化せずに経過する（図 7–A）．また，左右の人中稜の長さについても術後ほぼ変化せずに経過することがわかる（図 7–B）．一方，外鼻については後戻りの傾向があることがわかった．鼻柱の傾斜角度は，完全裂症例において術後数か月のうちに傾斜が再発する（図 7–C）．鼻孔の高さは，裂型によらず術後半年のうちに 2 割程度後戻りして患側鼻孔が扁平化し，以後横ばいで経過することがわかった（図 7–D）．鼻腔底の幅については術後ほとんど変化しなかった（図 7–E）．なお，ここでは術後 1 年までの経過を示しているが，以後数年間は同様の結果であった．

未解決課題と対策

直線＋丸弁法は白唇部の瘢痕が目立たず，おおむね満足のいく結果が得られているが，鼻柱・鼻翼の術後変形については上述の通り改善の余地が

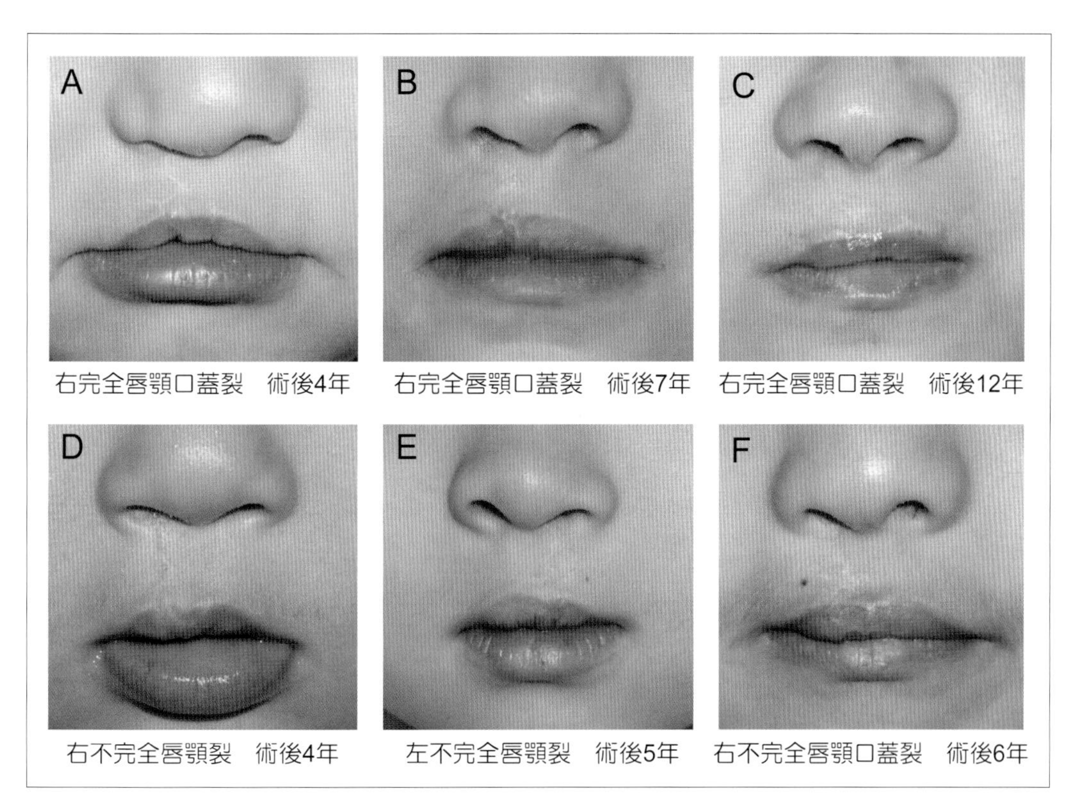

図 6. 直線＋丸弁法の典型的な術後瘢痕
程度の差はあるが，いずれもなだらかなカーブを描く目立たない瘢痕が形成されている．

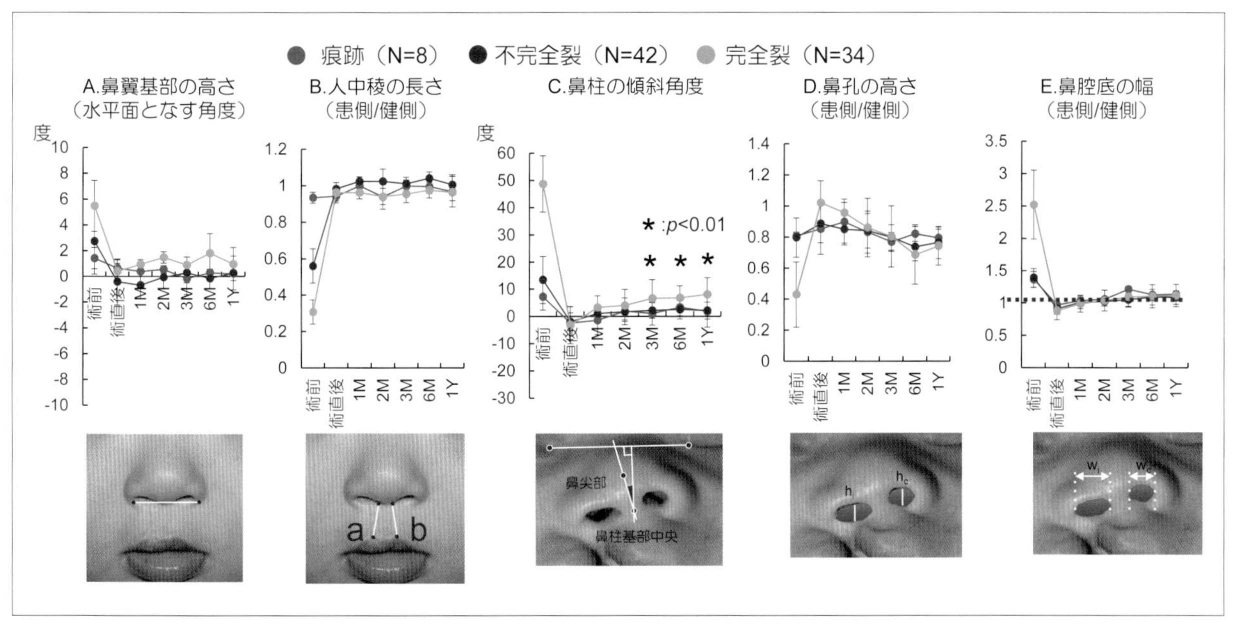

図 7. 直線＋丸弁法の術後経過
A，B：鼻翼基部の高さ，人中稜の長さは術後ほとんど変化しない．
C：完全唇裂症例においては術後数か月のうちに鼻柱の傾斜が再発する．
D：鼻孔の高さは，裂型によらず，術後半年のうちに2割程度後戻りする．
E：鼻腔底の幅は術後ほとんど変化しない．

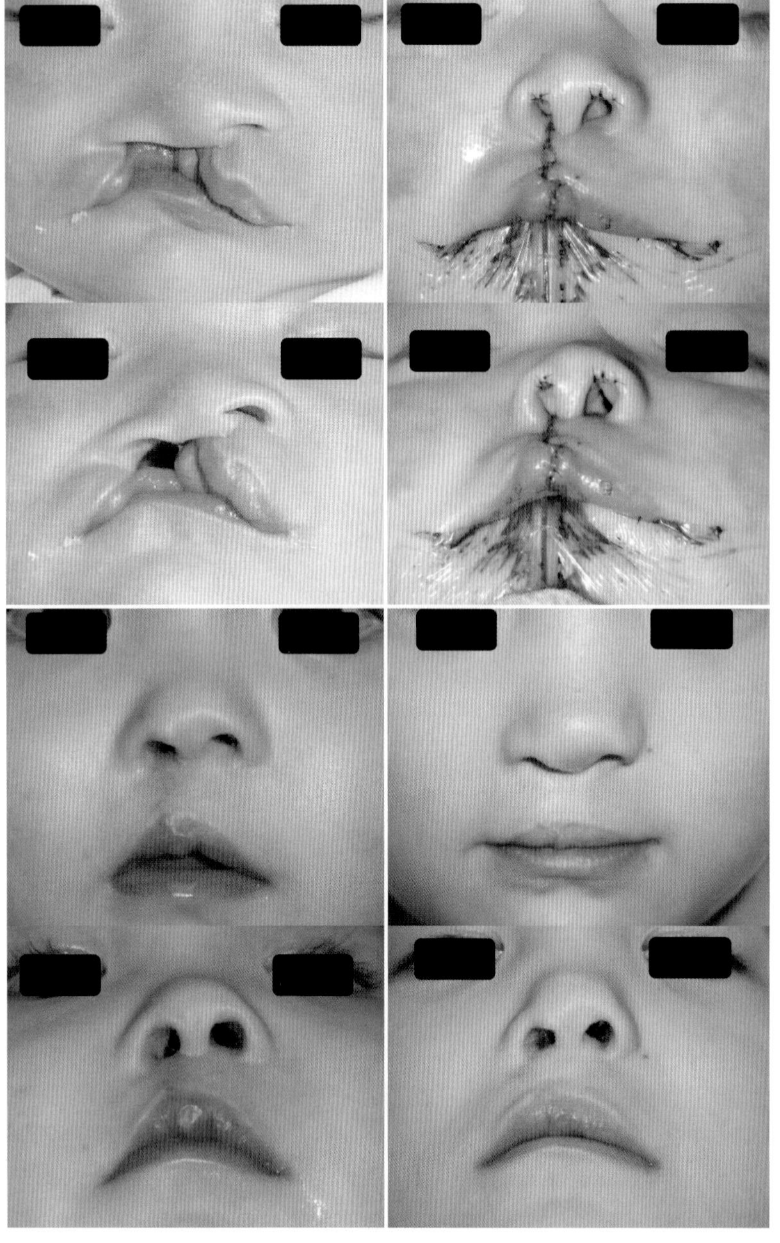

図 8.
直線＋丸弁法による典型的な術後経過
術後 6 年の時点において，① 鼻柱傾斜，② nostril sill の低形成，③ 患側鼻翼の下垂，④ 患側鼻翼の巻き込み不全という変形が残存している．
A：術前
B：術直後
C：術後 3 か月
D：術後 6 年

あると考える．直線＋丸弁法を適用後に典型的な変形が残存した患者の 1 例を図 8 に示す．術後 6 年の所見では，① 鼻柱基部が患側へ軽度傾斜しており(鼻柱傾斜)，また ② 鼻腔底と口唇を隔てる敷居の構造が低形成である(nostril sill の低形成)．さらには，③ 鼻翼基部の位置がやや尾側に変位(患側鼻翼の下垂)しており，④ 患側鼻翼が外側へ流れ，健側のように巻き込まれていない(患側鼻翼の巻き込み不全)．これらの変形は，不完全裂の場合にはほとんど問題となることがないが，完全裂の症例の中で，時々共通して認められるものである．まず，③ 患側鼻翼が下垂する原因としては，完全裂症例においてはもともと鼻翼基部から患側の Cupid's bow peak までの距離が著しく短い場合があり，左右の peak の位置を合わせると必然的に鼻翼基部の高さがずれてしまうものだと考えている．Rotation-advancement 法においては，患側鼻翼基部に切開線が入るので鼻翼基部の高さ調整が可能だが，直線＋丸弁法においては披裂外側の皮膚の長さが固定されてしまい，鼻翼

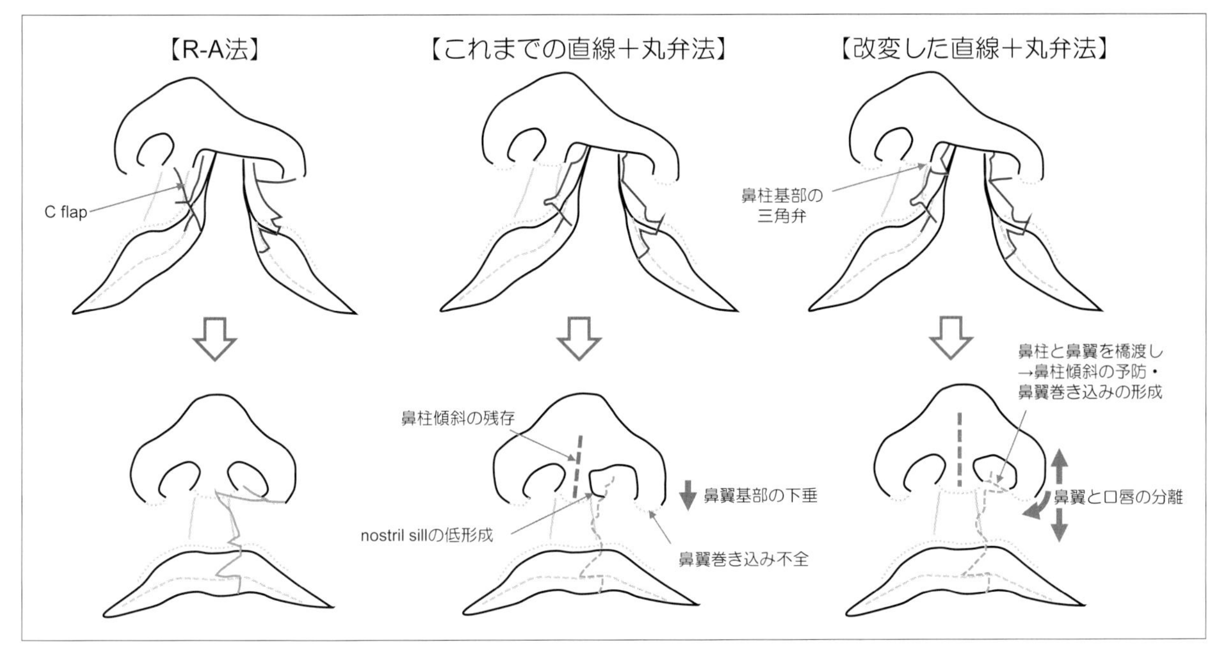

図 9. 直線＋丸弁法による術後変形とその対策
左列 rotation-Advancement 法の C flap は，術後の鼻柱傾斜を改善し，患側鼻翼の巻き込みを形成し，さらには患側鼻翼と白唇を隔てることにより鼻翼の下垂を防ぐ効果がある．C flapに準じて三角弁を作成するという改変した直線＋丸弁法を右列に示す．

の下垂につながるものと考えられる(図 9)．これらの変形を予防するために，筋肉や腱の異所性付着の解消，口輪筋と鼻筋をしっかり離断するなどの皮膚以外の剝離操作が大切であることは勿論だが，患側鼻翼とCupid's bow peakの位置が絶対的に近い症例が存在すると考えられる以上，それを調節することが可能な皮膚デザインを構造的に組み入れておくべきだと考えられる．

また，rotation-advancement 法で挙上される「C flap」は，鼻柱を外側へ回転移動して牽引し，① 鼻柱傾斜や ② nostril sill の低形成を防ぐ効果があるものと考えられる．また鼻柱と鼻翼を橋渡しすることにより，④ 鼻翼の巻き込み形成にも寄与している．

これらの点を考慮し，最近では図 9 のように鼻柱基部に三角弁を作成し，患側鼻翼基部付近へ挿入するようデザインを改変している．図 2 に従って解釈すると，改変した直線＋丸弁法においては，Rose-Thompson 効果と lower lip flap（丸弁）によって患側人中稜を延長し，さらに upper lip flap（三角弁）によって披裂外側部の延長，鼻柱と鼻翼部の橋渡しを形成することで全体的な唇裂形態の修復を図る方法となっている．これによって，理論的には ①～④ の残課題が全て解決できると考えられる．長期的経過について今後評価していく必要がある．

治療スケジュールについて

最後に，当院における口唇口蓋裂治療のスケジュールを図 10 に提示する．

当院では，口唇裂手術，口蓋裂手術，顎裂骨移植は別個に行い，それぞれの治療目的を明確にして確実な段階的治療を行う方針としている．口唇裂手術は生後 2 か月頃の比較的早期に行っているが，その理由は，早期手術により白唇部尾側の瘢痕が目立ちにくくなること[5]，早期手術で形態を改善することにより，患者家族の精神的負担が早期に軽減され，良好な親子関係が得られ治療意欲が向上しやすいことなどが挙げられる．

全治療期間を通じて，小児科，麻酔科，耳鼻咽喉科，言語聴覚士，歯科・口腔外科，矯正歯科等と密に連携をとり，チームとして集学的治療を提

	出生前	出生～初回手術まで	～2M	1～1.5Y	3～5Y	5～6Y	8～11Y	15～18Y（第二次性徴発現後）
産科	出生前診断							
小児科		合併異常のスクリーニング 心疾患の診断	発育のフォローアップ、遺伝相談					
麻酔科		術前の全身状態のチェック 麻酔管理	麻酔管理	麻酔管理・呼吸状態のチェック			麻酔管理	
形成外科	prenatal consultation	治療の説明 術前矯正	口唇裂手術	口蓋裂手術	口唇外鼻修正術（必要に応じて）			
（口蓋裂機能外来）					鼻咽喉閉鎖機能の検査（3~5Y） 咽頭弁形成術(4~6Y)(必要に応じて)			
（歯列咬合外来）					顎顔面の成長の評価、歯科矯正治療の開始（必要に応じて）		顎裂骨移植	顔面骨変形に対する修正術（必要に応じて）
耳鼻咽喉科 言語聴覚士		聴覚検査	中耳炎の診断・治療、言語機能評価・訓練					
歯科・口腔外科		口蓋床作成 哺乳の指導	口蓋床の調整・再作成、齲蝕などの歯牙健康状態の管理、スピーチエイドなどの作成・管理					
矯正歯科					咬合状態のスクリーニング（4~5Y）	矯正治療、補綴治療		

図 10. 当院における唇顎口蓋裂の治療スケジュール
口唇裂手術，口蓋裂手術，顎裂骨移植は別個に行い，それぞれの治療目的を明確にして確実な段階的治療を行う方針としている．
初回手術の術前矯正は，口唇のテーピングとレティナ挿入を形成外科で行っている．

供することが重要であることは言うまでもない．

謝　辞

口唇口蓋裂をライフワークとして世界的にご活躍し，また筆者の入局以来継続的に親身にご指導下さった中島龍夫名誉教授にこの場をお借りして深謝いたします．その功労と業績に敬意を表し，ご冥福をお祈り申し上げます．

参考文献

1）Mori, A., et al.：Analysis of 109 Japanese children's lip and nose shapes using 3-dimensional digitizer. Br J Plast Surg. **58**：318-329, 2005.
2）Nakajima, T., Yoshimura, Y.：Early repair of unilateral cleft lip employing a small triangular flap method and primary nasal correction. Br J Plast Surg. **46**：616-618, 1993.
3）Nakajima, T., et al.：Straight line repair of unilateral cleft lip：new operative method based on 25 years experience. J Plast Reconstr Aesthet Surg. **61**：870-878, 2008.
4）Nakajima, T., et al.：Refinement of straight line repair of unilateral complete cleft lip：Bow-shaped excision method. J Plast Reconstr Aesthet Surg. **63**：1749-1751, 2010.
5）Tamada, I., Nakajima, T.：Detailed assessment of cleft lip scar following straight line repair. J Plast Reconstr Aesthet Surg. **63**：282-288, 2010.

PEPARS No.186：35-45, 2022

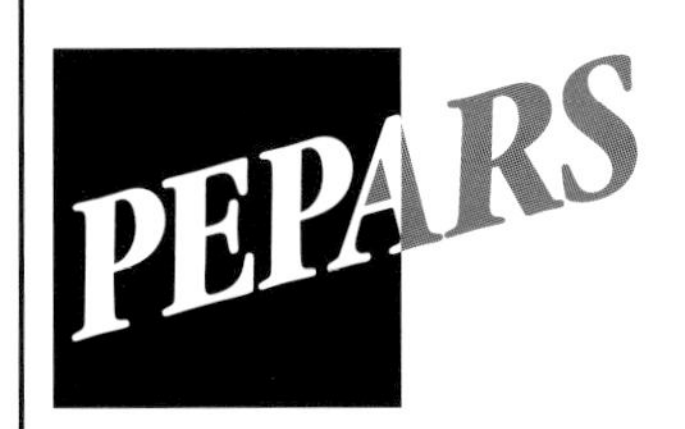

◆特集／口唇口蓋裂治療―長期的経過を見据えた初回手術とプランニング―

長期的経過を見据えた初回両側口唇裂手術

杠　俊介*

Key Words：両側完全唇顎口蓋裂(bilateral complete cleft lip and palate)，初回口唇外鼻形成術(primary nasolabial repair)，中間顎(premaxilla)，顔面計測(facial anthropometry)，成長(growth)，長期(long-term)

Abstract　中間顎が前方に突出した両側完全唇顎口蓋裂において，術前顎矯正や鋤骨骨切りによる中間顎の移動を行わずに，初回両側同時口唇外鼻形成術を行った．我々の初回手術は，鼻腔ライニングと一体での大鼻翼軟骨外側脚の移動，ドーム間縫合による鼻柱延長，披裂縁弁による鼻腔底形成，両側同時口唇裂閉鎖，両側口輪筋の中間顎表面正中での縫合，両外側唇によるキューピット弓の形成と赤唇正中形成により構成されている．30症例の6～18歳に至る顔貌変化および必要とされた口唇外鼻修正手術手技を調査した．中間顎の前方突出に起因した上向きの低い鼻や縦に間延びした上口唇などの外観上の特徴は18歳までに全症例でなくなった．鼻柱延長のためのドーム間縫合は70%の症例において18歳までの期間で段階的に複数回必要とされた．口蓋裂手術，歯科矯正治療，就学前年代での鼻尖や赤唇の小修正術，顎裂骨移植術および成長終了時の修正手術などのフォローアップ治療は必要であるが，幼少期に中間顎セットバックを行ったり，上口唇を短縮するような修正手術は控えるべきと考えた．

はじめに

両側完全唇顎口蓋裂患児では，基本的にその上口唇は左右対称であるが，中間顎は著しく前方に突出して口腔から逸脱しており，鼻柱が全くないか，あっても1mm程度の長さのものが認められるのみである(図1)．両側完全唇顎口蓋裂の治療では，単純に両側に存在する裂を閉鎖するということではなく，自然な外観の上口唇を上下口唇のよい調和がとれるように，可及的に目立たない傷あとにて形成し，かつ欠損した鼻柱を作ることが主題となる．突出逸脱した中間顎をどこに位置づけて，中央唇をどう使い，鼻柱をどうやって作るのかが重要ポイントである．

中間顎を初回口唇外鼻形成術前に，上顎の両外側セグメントを開きながら，後方へ移動させる術前顎矯正[1)2)]は，同手術を簡単に行う上で有効な治療方策である．しかし，術前顎矯正を成功させるためには，矯正装置を管理する経験豊かな治療者，治療に協力的な保護者，および各セグメント

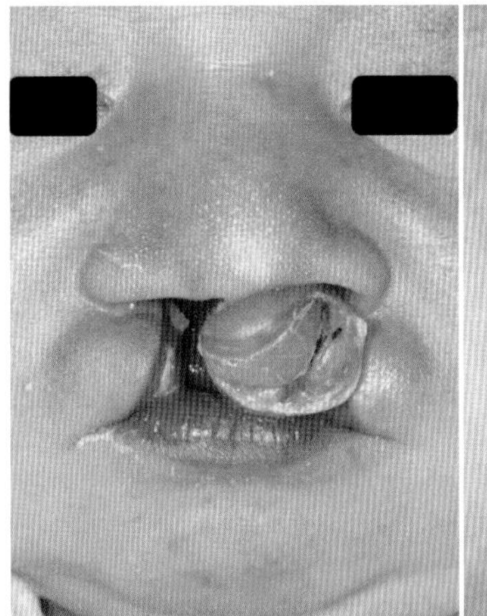
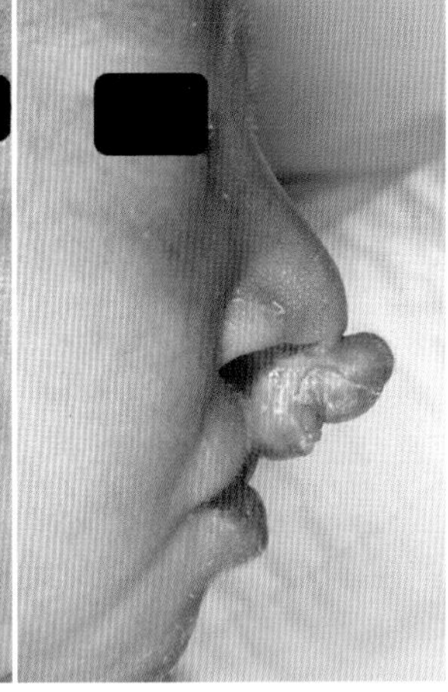

図 1. 治療前の両側完全唇顎口蓋裂

* Shunsuke YUZURIHA，〒390-8621　松本市旭3-1-1　信州大学医学部形成再建外科学教室，教授

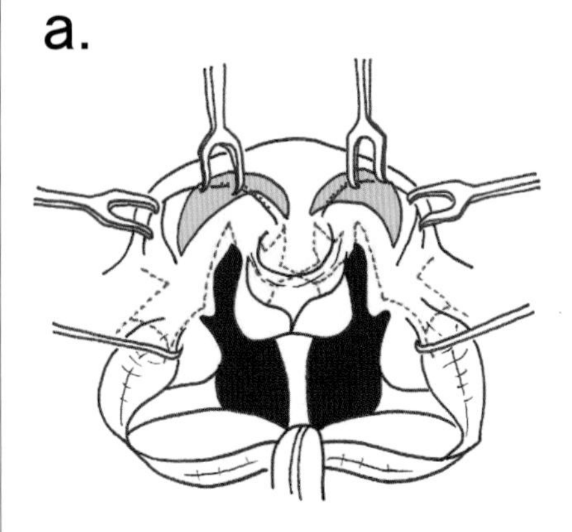

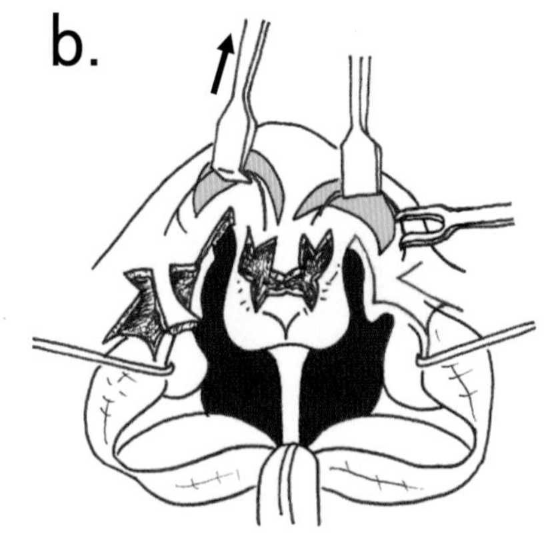

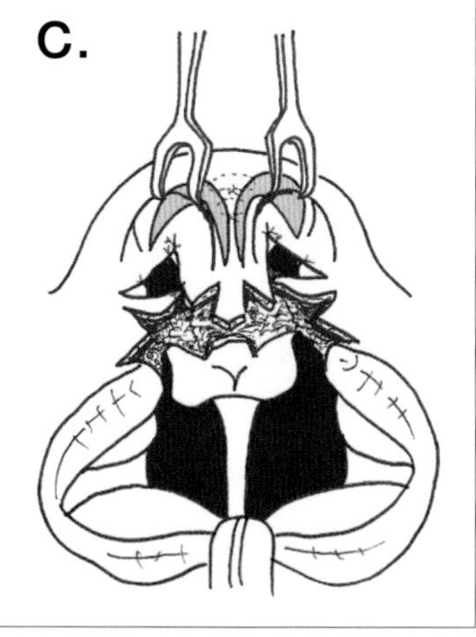

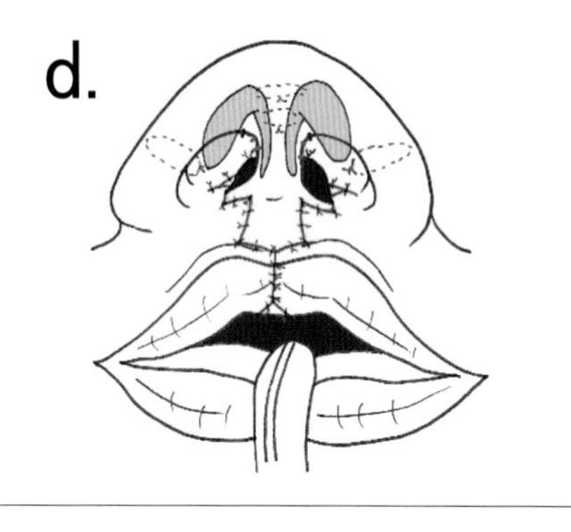

図 2.
我々の両側口唇裂初回手術
a：手術デザイン．赤点線が切開する線
b：右側のみ切開剝離を終了した時点．右鼻孔にかけた筋鉤を↑方向に牽引すると，大鼻翼軟骨外側脚が鼻腔ライニングとともに鼻尖方向へ移動できる．
c：ドーム間縫合が行われ，披裂縁弁による鼻腔底形成を含めた鼻腔内の縫合が完成した状態
d：手術修了時

が目標位置に達するまでの期間が必要となる．この乳児期の段階で中間顎をどこに位置づけることが約 20 年後の成長終了時にとって適切なのかは不明である．

我々は，骨や軟骨に可塑性のある生後できるだけ早期のうちに，積極的な非観血的矯正力をかけずに初回口唇外鼻形成術を両側唇顎口蓋裂症例に行ってきた．その中期的結果は既に報告している[3]．

今回，両側完全唇顎口蓋裂患者の上口唇と鼻柱を含めた外鼻に関して，その成長終了時期までの長期的変化について報告する．

両側口唇裂における鼻柱延長の議論

両側完全口唇裂の外鼻では，著しく前方突出した中間顎と後退した上顎骨梨状口縁を橋渡しする形で，両側の大鼻翼軟骨が広げられてつぶれている．鼻翼円蓋(ドーム)にあたる内側脚と外側脚の移行部は鈍角となって両側に広がり，両側の内側脚間同士も開大している．結果として，両側の内側脚で出来ている鼻柱は短縮あるいは欠損する．

両側完全口唇裂における鼻柱をどうやって延長して形成するかについては多く議論されてきた．古典的ではあるがこの分野の専門家が誰でも知っていて今でも手術手技として使用されている代表的鼻柱延長法に Millard の forked flap 法[4]と Cronin の鼻孔底を用いた延長法[5]がある．これらは口唇組織を鼻柱基部から持ち上げるコンセプトであり，本来の鼻柱ではなく，大鼻翼軟骨内側脚同士はむしろ離れて行ってしまうので，鼻柱は大鼻翼軟骨を中心に向けて寄せ合わせていくことで作るべきと主張する専門家が複数いる[6]．これがいわゆる columella is in the nose セオリーである[6)7]．我々もこのセオリーに準じ口唇組織を鼻柱に上げることはなく，大鼻翼軟骨の中央寄せ固定により鼻柱を延長することを原則としてきた．

我々の初回手術

我々の初回口唇外鼻形成術では，骨や軟骨の可塑性のある時期に，骨性土台には手を加えずに，

表 1. 調査対象

両側完全唇顎口蓋裂（18 歳以上）	30 名
女	17 名
男	13 名

表 2. 月齢年齢ごとの治療経過

1～4 か月	初回両側同時口唇外鼻形成術
1～1.5 歳	粘骨膜弁プッシュバック法による口蓋形成術
5 歳以降	歯科矯正治療
6 歳	口唇外鼻修正
8～12 歳	両側同時に顎裂骨移植
18 歳	口唇外鼻修正

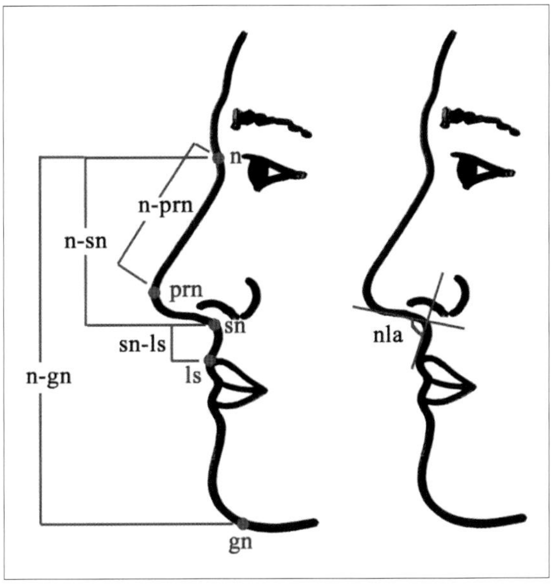

図 3.
基準点と計測項目
鼻背長：n-prn
鼻高：n-sn
顔面縦長：n-gn
上口唇長：sn-ls
鼻柱口唇角：nla

鼻軟骨の位置を正常化し，鼻腔ライニングを補充しながら，両外側唇の口輪筋を中間顎表面正中で縫合して口唇裂を両側同時に閉鎖する[3)9)]．キューピット弓は両外側唇の white skin roll で作成し，両外側赤唇を正中で接合する．

初回の外鼻形成は，鼻腔内からの鼻限を中心線としたZ型切開による大鼻翼軟骨外側脚の前内側方向への移動，両側鼻孔辺縁切開からの両側大鼻翼軟骨内側脚中間脚の正中への移動とドーム間縫合固定による鼻柱延長，外側唇披裂縁弁による鼻腔底形成により構成されている．外鼻皮膚と大鼻翼軟骨の間は完全に剥離するが，鼻軟骨と鼻腔ライニングとの間は剥がさず一緒に移動する(図2)．

具体的な手術方法の詳細，使用する材料，術後管理については，2014 年発刊の本誌 89 号に公表[3)]した通りであるため，今回は割愛する．

対象患者および調査方法

上述した初回治療方法で 1992 年 1 月から 1999 年 12 月までの期間に初回口唇外鼻形成手術が行われた中間顎が前方へ突出した両側完全唇顎口蓋裂症例を調査した(表1)．いずれの症例でも，初回手術前から 18 歳までのフォローアップ期間内において，術前顎矯正や鋤骨骨切りなどの治療介入による積極的な中間顎位置の移動は，学童期の顎裂骨移植術時も含めて行わなかった．調査した症例はすべて同じ方針と経過で治療が行われた(表2)．5 歳以降から歯科矯正治療により，中間顎の位置を含めた上顎歯列弓のアライメントおよび，下顎との咬合関係を改善する治療介入が行われた．

1．修正手術の手技別頻度

外鼻および口唇の修正手術は，就学前の 6 歳あるいは成長終了後の 18 歳時に，患者および保護者の希望に基づいて行った．その手技別に施行された頻度を調査した．

2．外鼻口唇の基準計測値の経年変化

5，12，18 歳の時点でのスケールの入った側面写真にて，計測を行った．鼻背長(n-prn)，鼻高(n-sn)，顔面縦長(n-gn)，上口唇長(sn-ls)の 4 項目の長さ，および鼻柱口唇角(nla)の 1 項目の角度について計測を行った(図3)．18 歳時の計測値は，最終口唇外鼻修正手術を行う前の時点で計測した数値とした．それぞれの項目についての平均値と標準偏差を性別に集計した．

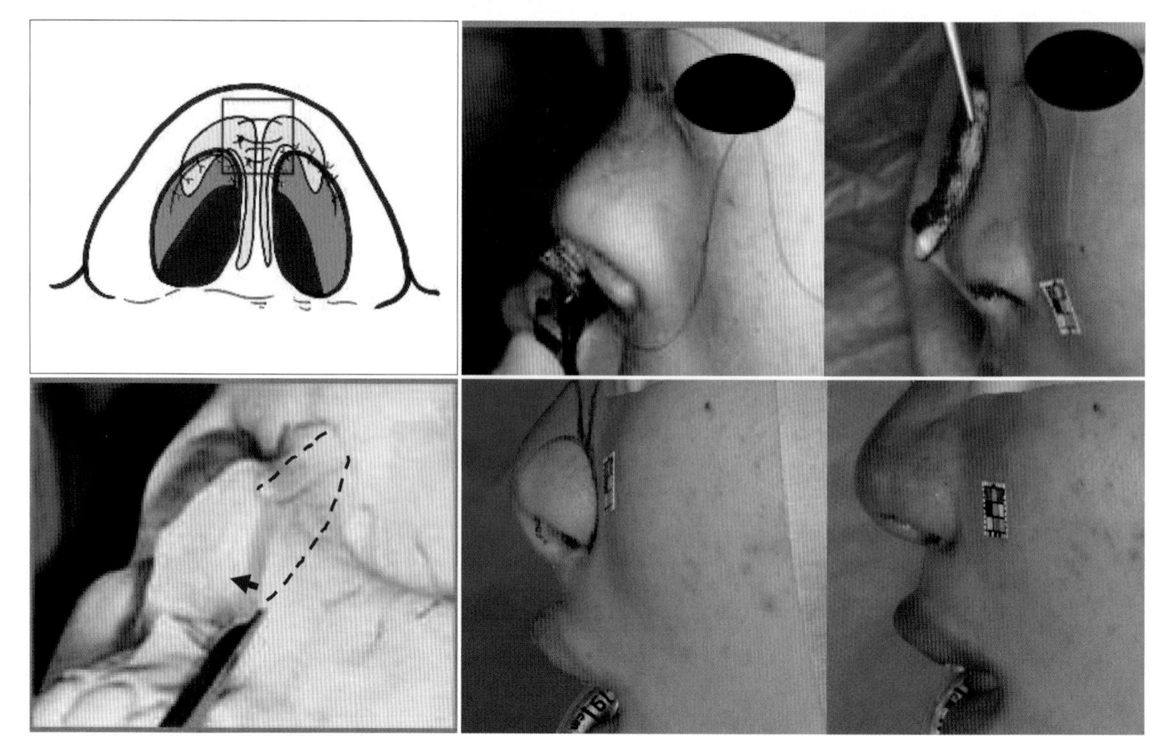

図 4. 外鼻修正手術手技

a：ドーム間縫合
b：鼻尖鼻背への軟骨移植による増量．(左)耳介軟骨移植による鼻尖のみの増量．(右)肋軟骨移植による鼻背増量
c：拡大した梨状口縁を狭める鼻骨骨切り
d：鼻柱基部の前鼻棘骨膜への縫合固定

a	b
c	d

結　果

1．修正手術の手技別頻度

外鼻への修正手技は，鼻柱を延長するためのドーム間縫合，鼻尖や鼻背を細く高く見せるための軟骨移植による増量，不鮮明な鼻柱口唇境界をはっきりさせるための鼻柱基部真皮の前鼻棘骨膜への縫合固定，鼻骨骨切りが行われた(図 4)．ドーム間縫合や鼻尖への増量手技は 90％の頻度で行われていた．特に，ドーム間縫合による鼻柱延長は，70％近くの頻度で，就学前と成長終了後の 2 回施行されていた．鼻柱基部の固定や鼻骨の骨切りは，成長終了時のタイミングでのみ 1 回，20～30％の頻度で施行された(表 3-a)．ドーム間縫合による鼻柱延長は，初回，就学前，成長終了時の 3 回のタイミングで，約 2/3 の症例で必要となった．

口唇への修正手技は，上唇結節を主とした赤唇の修正手技，口輪筋の正中での再縫合による筋再形成を含めた白唇部の瘢痕修正，および下口唇からの交叉弁などの組織移植による上口唇赤唇の増量手技が行われた(図 5)．上唇結節の修正や白唇部の修正は 80～90％の頻度で修正を要し，その内約 20％の症例で就学前と成長終了後の 2 回，修正が行われていた．赤唇の増量手技は，成長終了時に 1 回 20％の頻度で施行されていた(表 3-b)．

顎矯正手術が行われた症例はなかった．

2．外鼻口唇の基準計測値の経年変化

すべての集計値と統計学的解析結果を表 4 に提示する．鼻高(n-sn)，鼻背長(n-prn)と顔面縦長(n-gn)は，6～18 歳の期間に，女性ではほぼ一定速度で伸長していたが，男性では 12 歳以降に延長速度が若干増していた(図 6-a～c)．上口唇長(sn-ls)は，女子でも男子でも，6～18 歳の 12 年間で，

表 3. 修正手術の内訳と回数(総 30 症例)

a．外鼻

<table>
<tr><th rowspan="2">追加治療回数</th><th rowspan="2">ドーム間縫合</th><th colspan="2">鼻尖鼻背増量</th><th rowspan="2">鼻柱基部固定</th><th rowspan="2">鼻骨骨切り</th></tr>
<tr><th>鼻尖のみ</th><th>鼻尖鼻背全体</th></tr>
<tr><td>2回</td><td>19</td><td>5</td><td>0</td><td>0</td><td>0</td></tr>
<tr><td>1回</td><td>9</td><td>12</td><td>9</td><td>7</td><td>10</td></tr>
<tr><td>0回</td><td>2</td><td colspan="2">4</td><td>23</td><td>20</td></tr>
</table>

(症例数)

b．口唇

追加治療回数	上唇結節修正	白唇瘢痕修正 口輪筋再形成含む	赤唇増量
2回	6	5	0
1回	21	18	6
0回	3	7	24

(症例数)

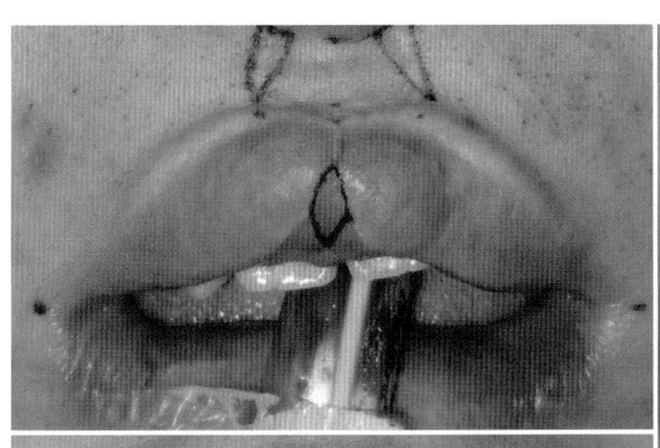

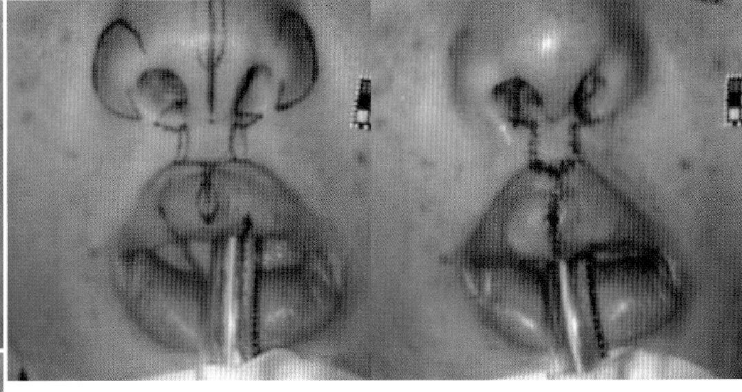

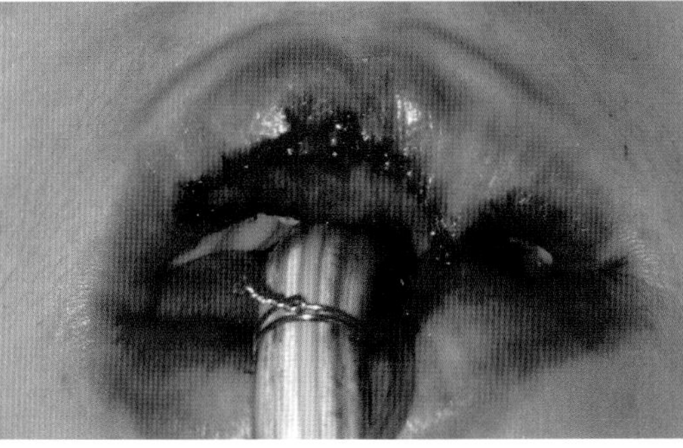

図 5. 口唇修正手術手技

a：上唇結節を含めた赤唇修正

b：口輪筋の再縫合形成を含めた白唇部瘢痕修正

c：上口唇赤唇への組織移植による増量(図は交叉赤唇弁)

表 4. 各年齢別測定値

a．Female

	5yo	12yo	18yo
n-sn(mm)	39.3±2.9	45.6±3.0	50.2±1.9
n-prn(mm)	30.2±3.7	35.7±3.3	40.9±2.9
n-gn(mm)	88.8±4.9	101.1±4.5	110.5±2.5
sn-ls(mm)	9.1±1.2	8.6±0.9	8.2±1.0
sn-la/n-gn	10.3±1.8	8.5±1.1	7.5±1.1
nla(°)	125.7±13.8	110.2±14.1	98.1±9.5

Mean±SD

b．Male

	5yo	12yo	18yo
n-sn(mm)	42.9±3.0	47.1±3.0	53.3±2.4
n-prn(mm)	33.3±2.3	37.5±1.3	43.1±1.3
n-gn(mm)	95.6±4.5	104.7±7.6	117.4±9.5
sn-ls(mm)	9.9±1.1	9.9±1.1	9.4±1.0
sn-la/n-gn	10.4±1.1	9.5±0.9	8.1±0.9
nla(°)	122.4±7.8	108.2±10.3	97.6±5.8

Mean±SD

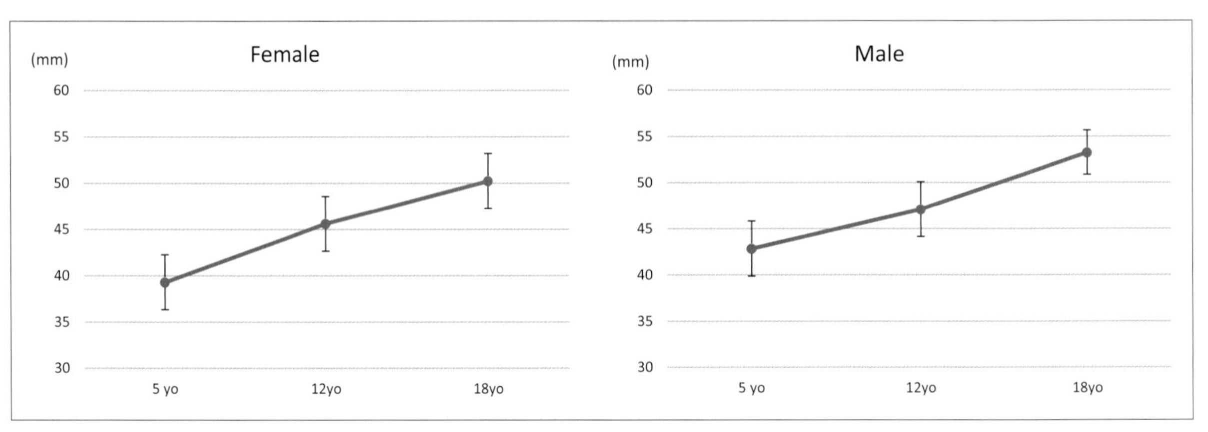

a．n-sn(点：平均値，エラーバー：標準偏差)

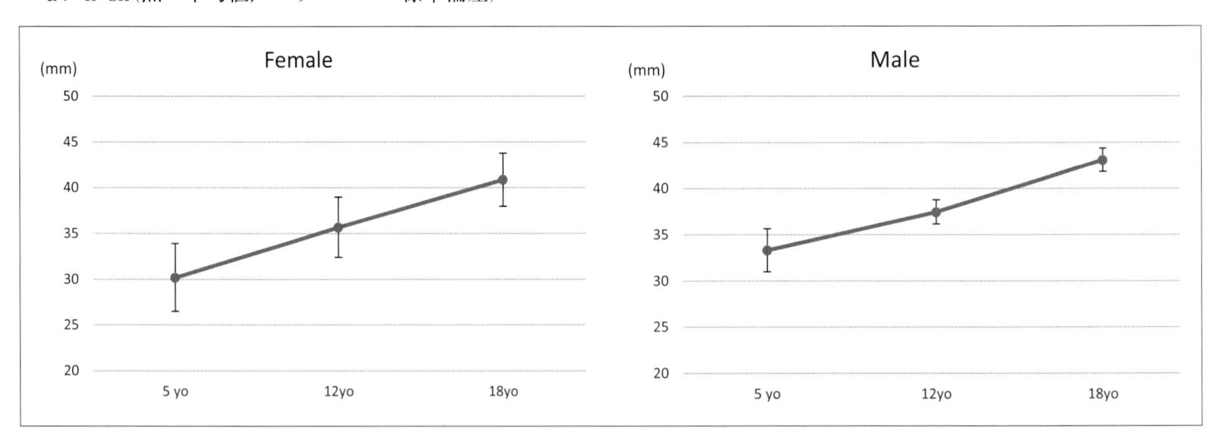

b．n-prn(点：平均値，エラーバー：標準偏差)

図 6.

全く延長が認められなかった(図6-d)．すなわち，顔面縦長に占める上口唇長の百分率(sn-ls/n-gn)は，男女とも減っており，女性では12歳前，男性では12歳後の減り方が若干大きい傾向が見られた(図6-e)．鼻柱口唇角(nla)は，性別に関わらず，角度が12年の期間で減少，すなわち鋭角化していた(図6-f)．

代表的症例を3症例提示する(図7～9)．

考　察

両側完全唇顎口蓋裂患者の口唇外鼻形態に対する手術治療が初回手術の1回のみで終了できるとは考えない方がよかろう．今回の修正手術手技でも，鼻尖や鼻柱，上唇結節など顔面の正中に位置

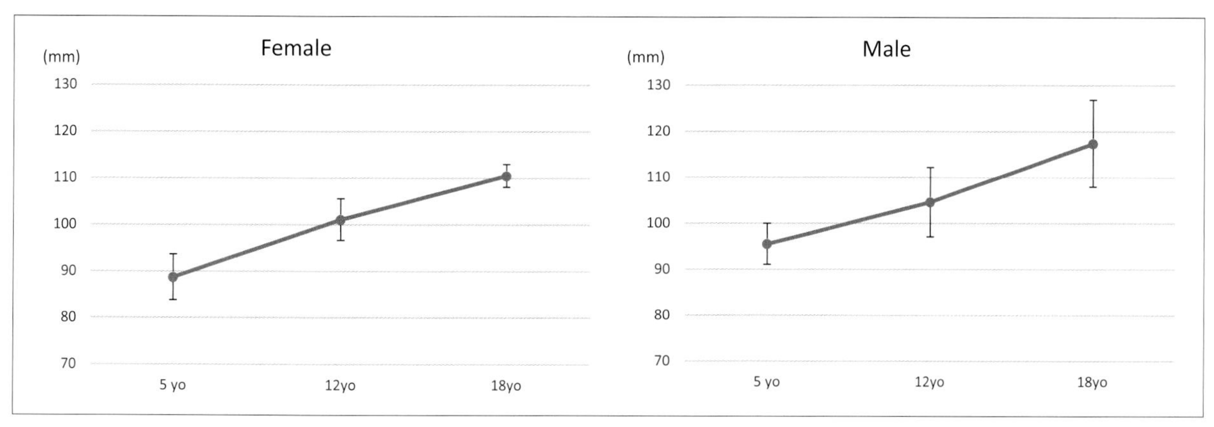

c． n-gn（点：平均値，エラーバー：標準偏差）

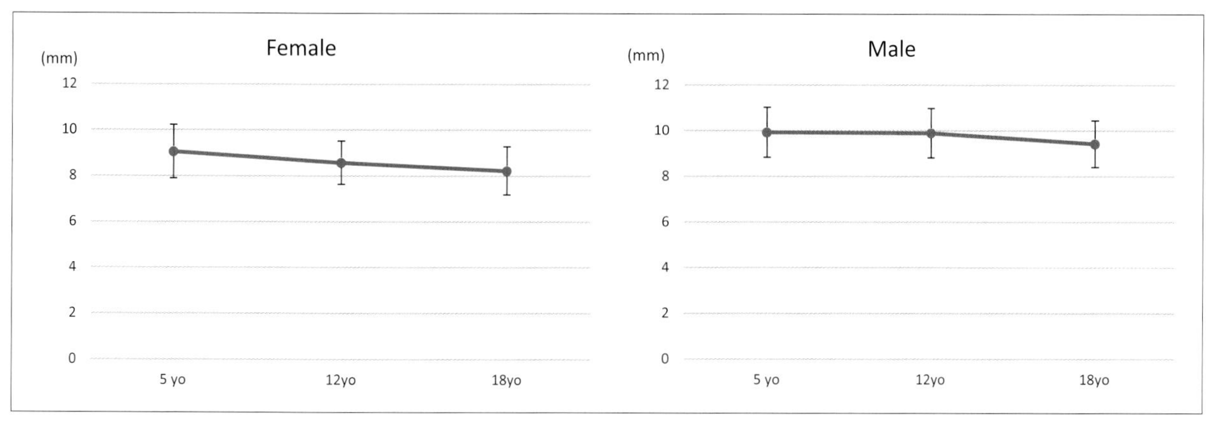

d． sn-ls（点：平均値，エラーバー：標準偏差）

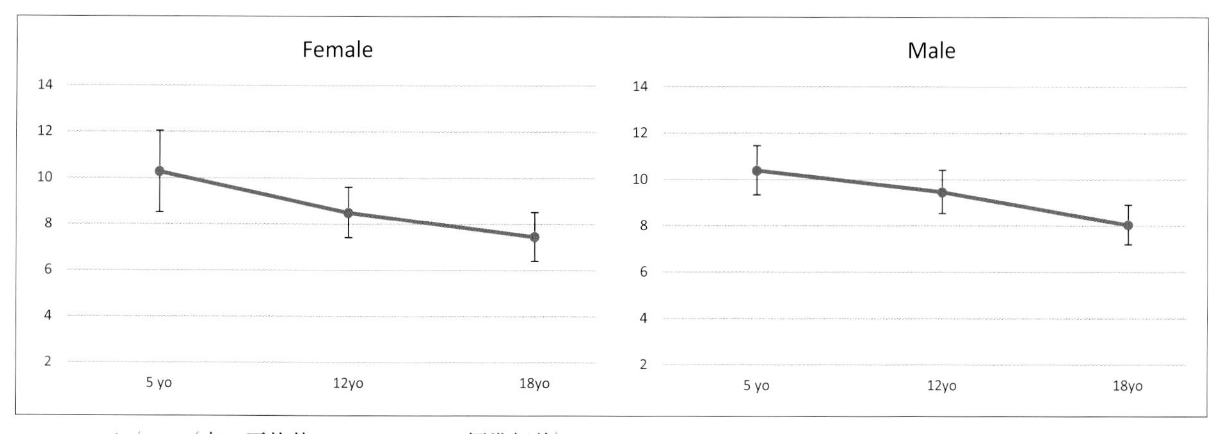

e． sn-ls/n-gn（点：平均値，エラーバー：標準偏差）

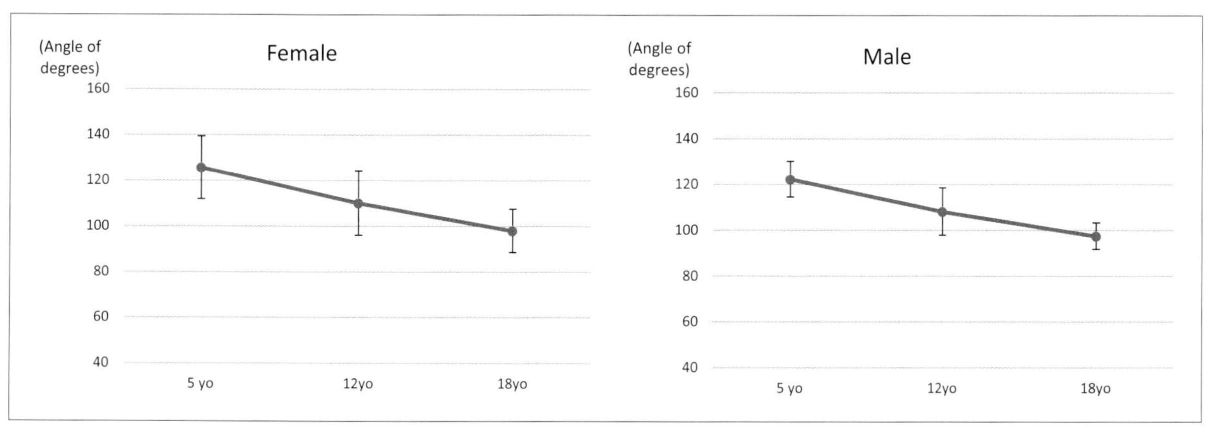

f． nla（点：平均値，エラーバー：標準偏差）

図 6.

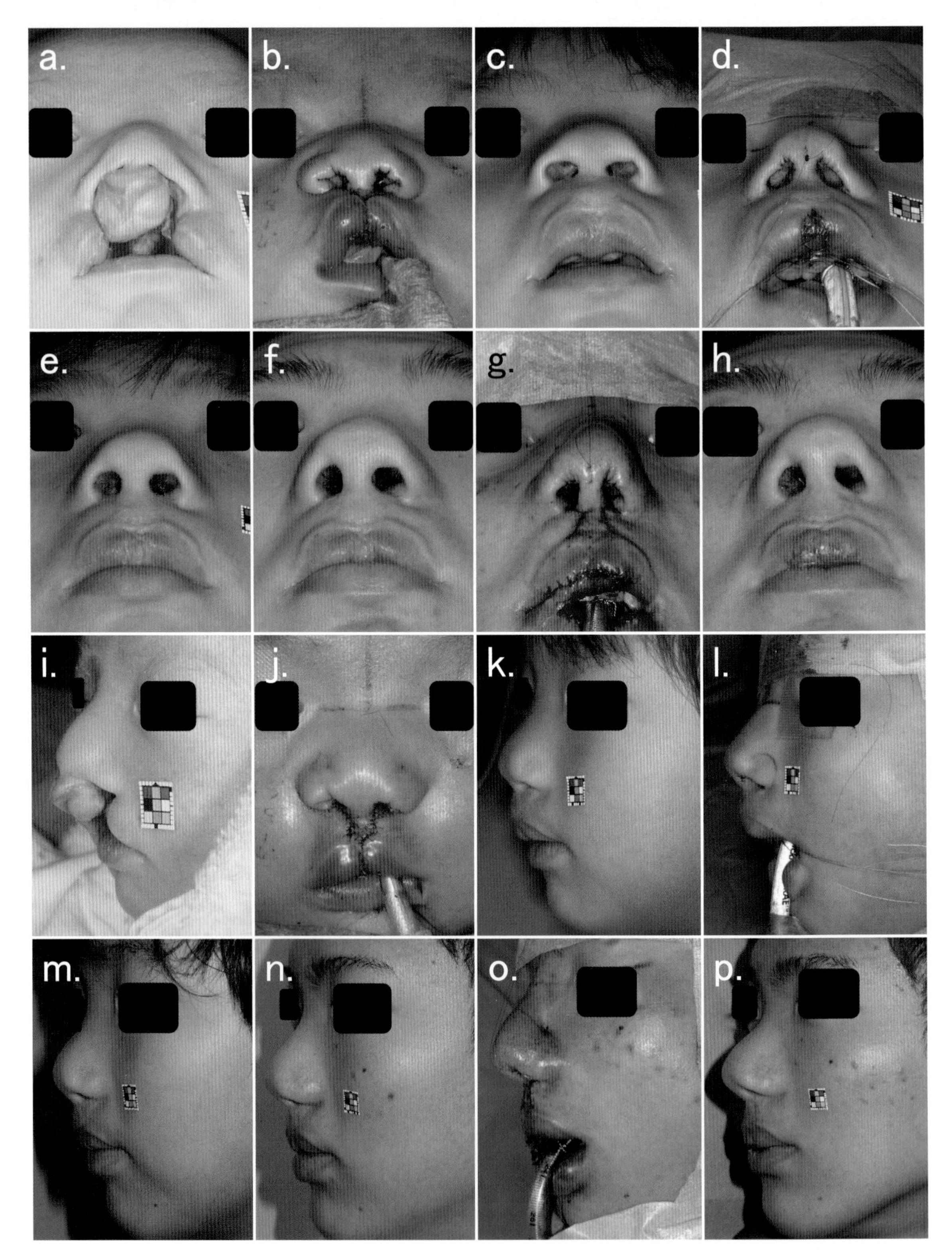

図 7. 症例 1：男性，両側完全唇顎口蓋裂(a～h：あおり像，i，k～p：側面像，j：正面像)

生後 2 か月時に初回口唇外鼻形成術，1 歳 5 か月時に口蓋形成術，6 歳時にドーム間縫合と鼻尖耳介軟骨移植，上唇結節修正，6 歳から歯科矯正治療，10 歳時に顎裂部骨移植術，18 歳時にドーム間縫合と鼻背肋軟骨移植，鼻骨骨切り，鼻柱基部固定，口輪筋の再形成，白唇瘢痕修正，下赤唇交叉弁移植による上赤唇増量

a：生後 1 か月(初回手術前)	b：生後 2 か月(初回手術直後)	c：6 歳(修正術前)	d：6 歳(修正術直後)
e：12 歳	f：18 歳(修正術前)	g：18 歳(修正術直後)	h：19 歳
i：生後 1 か月(初回手術前)	j：生後 2 か月(初回手術直後)	k：6 歳(修正術前)	l：6 歳(修正術直後)
m：12 歳	n：18 歳(修正術前)	o：18 歳(修正術直後)	p：19 歳

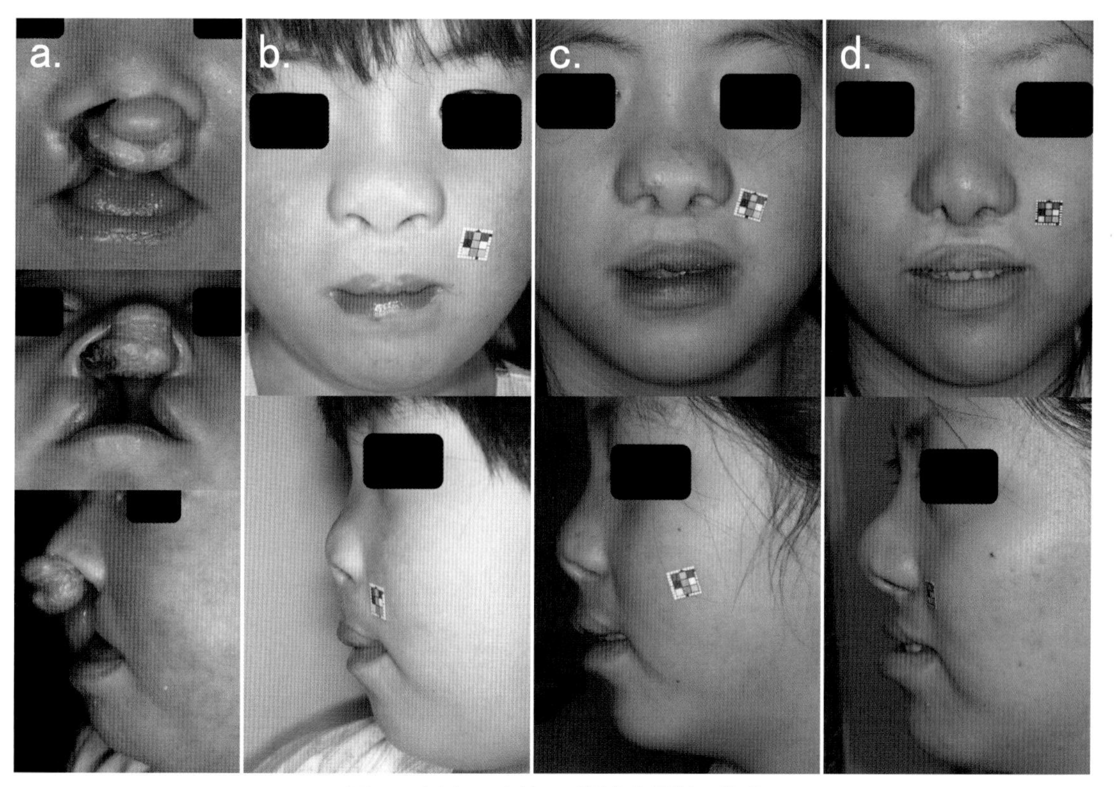

図 8. 症例 2：女性，両側完全唇顎口蓋裂
生後 3 か月時に初回口唇外鼻形成術，1 歳 6 か月時に口蓋形成術，6 歳時にドーム間縫合と鼻尖耳介軟骨移植，上唇結節修正，6 歳から歯科矯正治療，10 歳時に顎裂部骨移植術，18 歳時にドーム間縫合と鼻背肋軟骨移植，鼻骨骨切り，鼻柱基部固定
a：生後 2 か月(初回手術前)　b：6 歳(鼻尖赤唇修正術前)　c：12 歳　d：19 歳(外鼻修正術後)

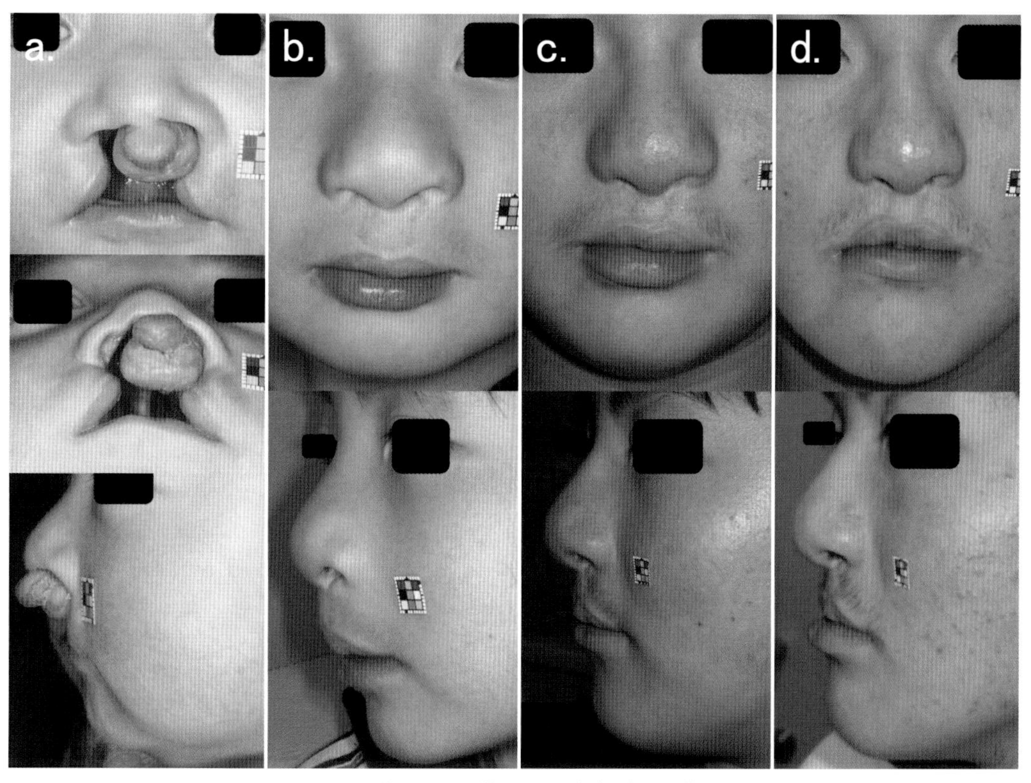

図 9. 症例 3：男性，両側完全唇顎口蓋裂
生後 3 か月時に初回口唇外鼻形成術，1 歳 6 か月時に口蓋形成術，6 歳時にドーム間縫合と鼻尖耳介軟骨移植，上唇結節修正，6 歳から歯科矯正治療，9 歳時に顎裂部骨移植術，18 歳時に修正術なし
a：生後 2 か月(初回手術前)　b：6 歳(鼻尖赤唇修正術前)　c：12 歳　d：18 歳

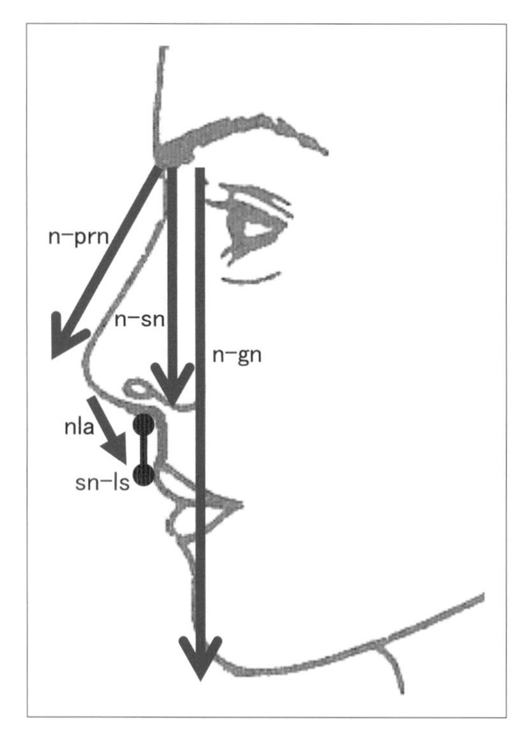

図 10. 両側完全唇顎口蓋裂6〜18歳までの変化
鼻高(n-sn), 鼻背長(n-prn)と顔面縦長(n-gn)は, 伸びる.
上口唇長(sn-ls)は, 変わらない.
鼻柱口唇角(nla)は, 減少する(鼻尖が下がる).

する構造に組織を移動付加しようという意図で行われた手技が頻繁に行われ, 特に大鼻翼軟骨を中央に寄せるドーム間縫合による鼻柱延長は複数回要していた. しかし, 古典的な口唇組織を下から鼻柱に動員する鼻柱延長手技が必要な症例はなかった. 乳児, 就学前, 成長終了時に段階的に鼻翼軟骨を正中に回して寄せていくことで, 鼻柱は形成できると考える.

我々のプロトコールにより治療された両側完全唇顎口蓋裂症例において, 6〜18歳の時期に起きている変化をまとめると, 鼻高, 鼻背と顔面縦長は伸びるが, 上口唇長は伸びなかった(図10). 伸長する3つの距離の伸び方が男女で異なった傾向が見られ, 全体的に12歳までは若干女性の方の変化が大きく, 12歳以降は男性の変化が大きく表れていた. 縦方向の長さに関して, 上口唇の顔面全体に占める割合(sn-ls/n-gn)は年齢とともに小さくなった.

これらの距離が伸びるのは, 中顔面縦方向の成長, 鼻背と鼻中隔の成長, および下顎成長などの成長によるものに加えて, 外鼻修正術と歯科矯正の治療介入による影響が考えられる. 外鼻関連と顔面の縦方向長さの伸長における男女差は, 顔面成長における性差と予測する. わずかではあるが女性の方が12歳までの学童期に伸び, 12歳以降の二次性徴期に入ると男性の伸びが著明になっていくことは, 口唇口蓋裂患者に限った成長変化ではなく, 小学6年生時に若干女児の方が大人びて見えるが顔貌に性差がほとんど見られない状況であるのが, 中学生になってくると男児の顔貌が変化して性差がはっきりしてくる現況と合致している.

6〜12歳の混合歯列期である学童期には, 上顎歯列弓のアライメントを歯科矯正治療で整えていく時期であり, 顎裂部に腸骨海綿骨を移植して3つのセグメントを一体化する時期でもある. さらに12歳以降の永久歯列期になると, ブラケットを上下の歯牙に取り付けアーチワイヤーを装着し, 上下歯牙による咬合を確立していく時期となる. 18歳は, 歯科矯正治療が完全に保定時期になっているとは限らないが, 動的矯正時期の最終段階にあると言える. 6〜18歳までの経過で上口唇が縦方向に伸びず鼻柱上唇角度が小さくなっていくのは, 鼻部を含めた中顔面と下顎が成長するのに対して, 上口唇とそれを後ろから支える上顎の成長が停止していることが示唆されるが, 上下顎咬合の正被蓋を得ようとした動的歯科矯正治療もこの結果に影響しているであろう.

両側唇顎口蓋裂患者の顔面側面規格X線写真の分析では, 青年期には上顎が水平的にも垂直的にも劣成長で中顔面が小さいと報告されている[10)〜12)]. また, 幼児期から青年期までの変化を顔面側面規格X線写真分析の研究では, 幼児期には前方位だった上顎が青年期には後方位になることが指摘されている[13)〜15)]. これらの両側唇顎口蓋裂患者の上顎に関する調査結果は, 上口唇が伸びず鼻柱口唇角が小さくなるといった今回の顔面写真の計測結果に合致した所見と考える.

術前顎矯正や鋤骨骨切りによる中間顎の後方移動をせずに治療を行うと, 今回提示した3症例でも見られたように，幼児期には中間顎が前方に突出して見え，鼻柱口唇角が開き鼻尖が上向きとなり，さらに上口唇が長く見える状態となる．しかし，その後の成長終了までの変化を考えるならば，就学前の幼児期や顎裂骨移植術時期に中間顎のセットバックを行ったり，長く見える上口唇を短縮するような修正手術は控えるべきと考える．

今回の研究は撮影写真上での計測値を検討した．そのため計測誤差が出にくいと考えられる側面写真で計測できる項目の値のみ評価した．写真では計測誤差を生じやすい正面やあおり面写真でないと計測できない，鼻幅や人中幅などの横方向の計測や鼻柱長さなどの値は評価に入れなかった．これらの計測値あるいは縦方向計測値であっても，正確な数値での評価検討は，直接計測や3D画像での計測数値で行うべきであろう．我々は2007年から直計測を行い数値データを蓄積しているため，今後はその数値での公表を行っていく計画である．

参考文献

1）Millard, D. R. Jr., Latham, R. A.：Improved primary surgical and dental treatment of clefts. Plast Reconstr Surg. **86**：856–871, 1990.
Summary　動的術前顎矯正の祖である R. A. Latham と D. R. Millard Jr. の共著論文.

2）Cutting, C., et al.：Presurgical columellar elongation and primary retrograde nasal reconstruction in one-stage bilateral cleft lip and nose repair. Plast Reconstr Surg. **101**：630–639, 1998.
Summary　Presurgical nasoalveolar molding の祖である B. Grayson と C. Cutting の共著.

3）杠　俊介：【口唇裂初回手術―最近の術式とその中期的結果―】術前顎矯正を行わない両側口唇裂初回外鼻形成．PEPARS．**89**：90–97，2014.
Summary　術前顎矯正を行わない両側口唇裂初回外鼻形成術の12歳までの中期結果を報告した.

4）Millard, D. R. Jr.：Columella lengthening by a forked flap. Plast Reconstr Surg Transplant Bull. **22**：454–457, 1958.
Summary　有名な forked flap による両側口唇裂鼻柱延長についての最初の報告論文である.

5）Cronin, T. D.：Lengthening columella by use of skin from nasal floor and alae. Plast Reconstr Surg Transplant Bull. **21**：417–426, 1958.
Summary　Cronin 法と呼ばれている両側鼻孔底を回転させて鼻柱基部を持ち上げる有名な両側口唇裂鼻柱延長についての最初の報告論文である.

6）Mulliken, J. B., et al.：Repair of bilateral cleft lip：review, revisions, and reflections. J Craniofac Surg. **14**：609–620, 2003.
Summary　"COLUMELLA IS IN THE NOSE"と描かれた旗を掲げた3名が行進する絵画が Fig 1 に掲載されている.

7）Mulliken, J. B.：Bilateral complete cleft lip and nasal deformity：an anthropometric analysis of staged to synchronous repair. Plast Reconstr Surg. **96**：9, 1995.

8）杠　俊介ほか：両側唇裂初回手術と鼻の形の異常：乳児期(とくに初回手術時)に外鼻に対して行われてきた術式．唇裂鼻の治療．荻野洋一ほか編，85–92，克誠堂出版，2001.
Summary　筆者らの両側口唇裂初回外鼻形成術の方法を記述した.

9）杠　俊介ほか：当教室における唇裂初回手術時外鼻修正法．形成外科．**42**：527–535，1999.

10）Heidbüchel, K., et al.：Faicial growth in patients with bilateral cleft lip and palate：a cephalometric study. Cleft Palate-Craniofac J. **31**：210–216, 1994.

11）Gaggl, A., et al.：Aethetic and functional outcome of surgical and orthodontic correction of bilateral cleft lip, palate, and alveolus. Cleft Palate-Craniofac J. **36**：407–412, 1999.

12）Lisson, J., et al.：Changes of vertical skeletal morphology in patients with complete unilateral and bilateral cleft lip and palate. Cleft Palate-Craniofac J. **42**：490–494, 2005.

13）Friede, H., et al.：Long-term effects of premaxillary setback on facial skeletal profile in complete bilateral cleft lip and palate. Cleft Palate J. **22**：97–105, 1985.

14）Semb, G.：A study of facial growth in patients with bilateral cleft lip and palate treated by the Oslo CLP team. Cleft Palate-Craniofac J. **28**：22–39, 1991.

15）Trotman, C. A., et al.：Craniofacial growth in bilateral cleft lip and palate ages six years to adulthood. Cleft Palate-Craniofac J. **30**：261–273, 1993.

PEPARS No.186：46-54，2022

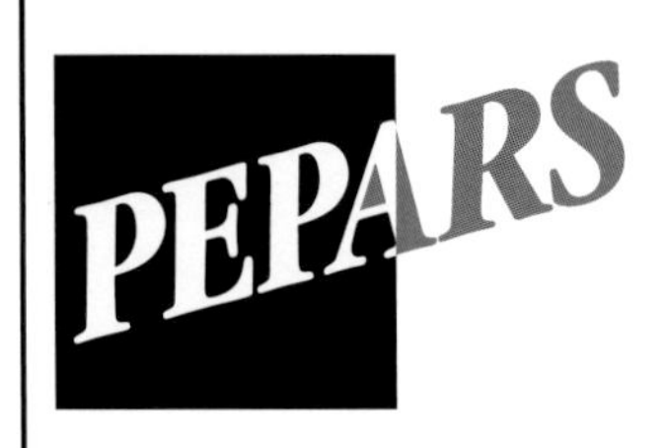

◆特集／口唇口蓋裂治療―長期的経過を見据えた初回手術とプランニング―

長期的経過を見据えた初回口蓋裂手術：Intravelar veloplasty と buccinator musculomucosal flap の正常構音の獲得と瘻孔発生予防に対する効果

矢口貴一郎[*1]　野口昌彦[*2]　永井史緒[*3]　杠　俊介[*4]

Key Words：口蓋裂(cleft palate)，two-flap palatoplasty，頬筋粘膜弁(buccinator musculomucosal flap)，intravelar veloplasty 法

Abstract　当施設では，Bardach の提唱した two-flap palatoplasty に，overlapping intravelar veloplasty と軟口蓋鼻腔側粘膜に頬筋粘膜弁を挿入する術式で口蓋裂形成術を行っている．Overlapping intravelar veloplasty と頬筋粘膜弁の挿入により，軟口蓋鼻腔側粘膜の延長や muscle sling の後方移動と後戻りの予防，軟口蓋を口蓋平面に近い位置で保持，軟口蓋鼻腔側粘膜の縫合によって生じる緊張の減弱可能など，多くの効果によって，比較的良好な術後成績が得られているため，術式の詳細と術後成績，筆者の考えについて述べる．

はじめに(きっかけ，治療計画について)

1967 年に Bardach により報告された two-flap palatoplasty は，多層構造で縫合時の緊張が少なく口蓋裂の閉鎖を可能とし，口蓋裂裂幅の広い症例に適応可能で，術後の瘻孔発生率を減少させた術式である．加えて，硬口蓋後端に付着した口蓋帆挙筋，口蓋咽頭筋(以下，cleft muscles)を剝離し，軟口蓋正中で縫合するため，術後の言語成績もよいとされている[1)~6)]．これに加え，Andrades[7)] が two-flap palatoplasty に radical intravelar veloplasty(radical IVV)を実施すると術後の言語成績が改善すると報告している．当院では，以前より全裂型の口蓋裂に対して，two-flap palatoplasty 原法に radical IVV を参考にして，cleft muscles 縫合時に可能な限りそれらを重ね合わせ muscle sling を形成する overlapping IVV を併用した術式(two-flap palatoplasty with overlapping IVV)で口蓋裂形成術を行ってきた．Radical IVV は鼻腔側粘膜の cleft muscles を剝離するため鼻腔側粘膜が薄くなり，術後の瘻孔発生が起こりやすく，当院の two-flap palatoplasty with overlapping IVV 後の瘻孔発生率はおよそ11％であった．また，overlapping IVV を実施しているにもかかわらず，口蓋裂二次手術実施率は約 11％と諸外国[4)6)7)]より高い割合であった．これらの一因が口蓋裂に生来内在する組織不足であると考え，現在では，two-flap palatoplasty with overlapping IVV に，頬筋粘膜弁(buccinator musculomucosal flap；BMMF)を軟口蓋鼻腔側粘膜に挿入し，組織不足を補う術式を用いている[8)]．

口蓋裂形成術の目的は，正常な構音を獲得すること(そのために良好な鼻咽腔閉鎖機能を獲得すること)，上顎の発育障害を最小限にすること，術

*1 Kiichiro YAGUCHI，〒399-8288　安曇野市豊科 3100　長野県立こども病院形成外科，副部長
*2 Masahiko NOGUCHI，同，部長
*3 Fumio NAGAI，〒390-8621　松本市旭 3-1-1　信州大学医学部形成再建外科学，助教
*4 Shunsuke YUZURIHA，同，教授

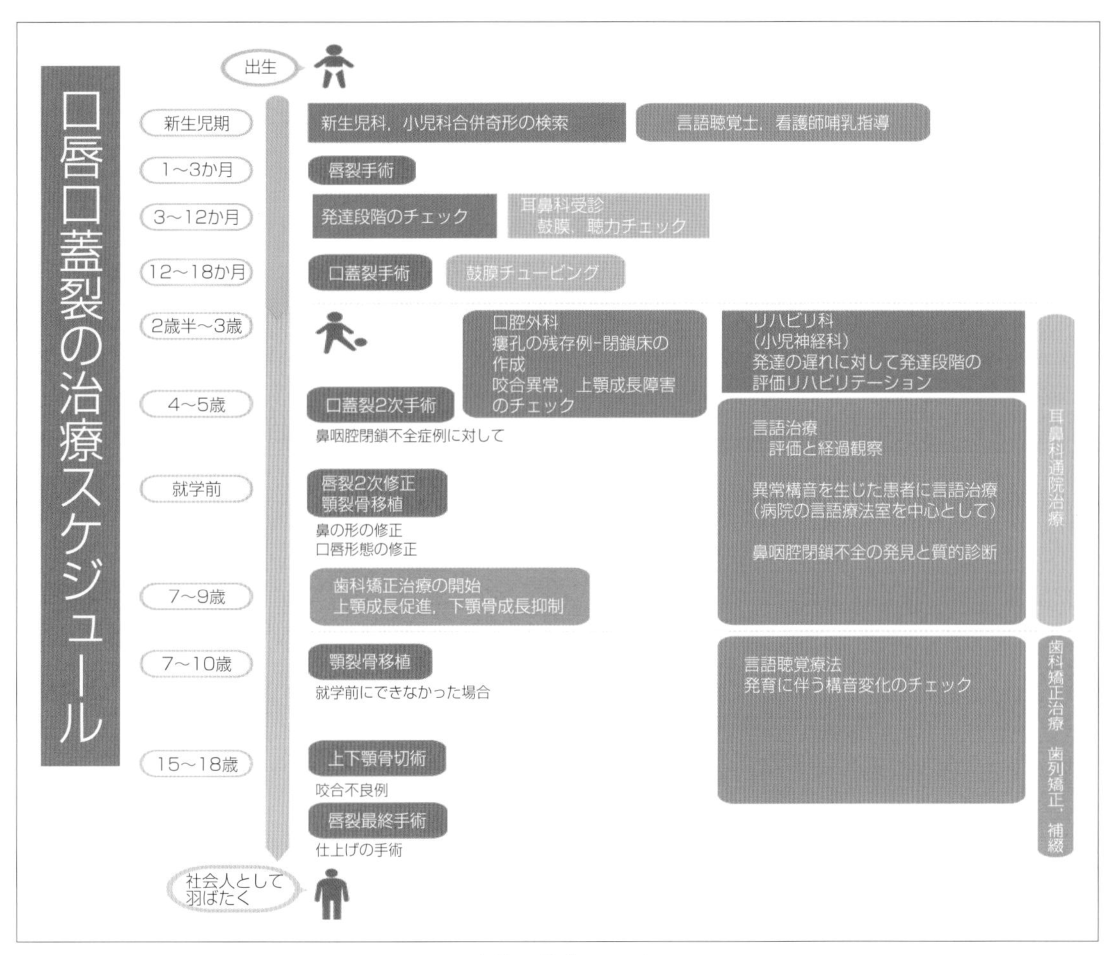

図 1. 当院の治療スケジュール

後の瘻孔発生率を減らすことなどがあるが，最も重要な目的は，正常な構音を獲得することであると考えている．正常な構音を獲得するためには，軟口蓋の正しい動きを再現し，口蓋を延長して，咽頭後壁に軟口蓋を接触させ，良好な鼻咽腔閉鎖を再建することが重要である[9]．当院で実施している術式では，overlapping IVV にて muscle sling を再建し軟口蓋の動きの改善を図り，two-flap palatoplasty と BMMF の併用で軟口蓋鼻腔側粘膜を延長，かつ muscle sling の後方移動と後戻り防止効果，さらには軟口蓋の位置をより高いところで保持できる効果があるため良好な鼻咽腔閉鎖を得られやすいと考えている．また，軟口蓋鼻腔側粘膜縫合後に行う横切開によりもともと左右の鼻腔側粘膜縫合時に生じた緊張が減弱し，切開部に挿入した血流豊富な BMMF が口蓋側粘骨膜弁の裏打ちとなることで瘻孔発生を予防する効果があると考えている．本稿では，当院で行っている術式について，overlapping IVV と BMMF がもたらす効果を中心に，術式の実際と中期経過の報告をする．

1．当院の治療方針について

当院の生後から成長終了時までの治療の流れは，図 1 に記載した通りである．

多職種が協力して，唇顎口蓋裂の治療を行っている．

合併症等がない唇顎口蓋裂患児は，口唇裂形成術を2～4か月で行い，本稿で述べる口蓋裂形成術は1～2歳，体重 8 kg 以上を目安に行っている．また，顎裂骨移植術は年長時に行い，就学後の手術回数を極力減らすようなスケジュールとしている[10]．

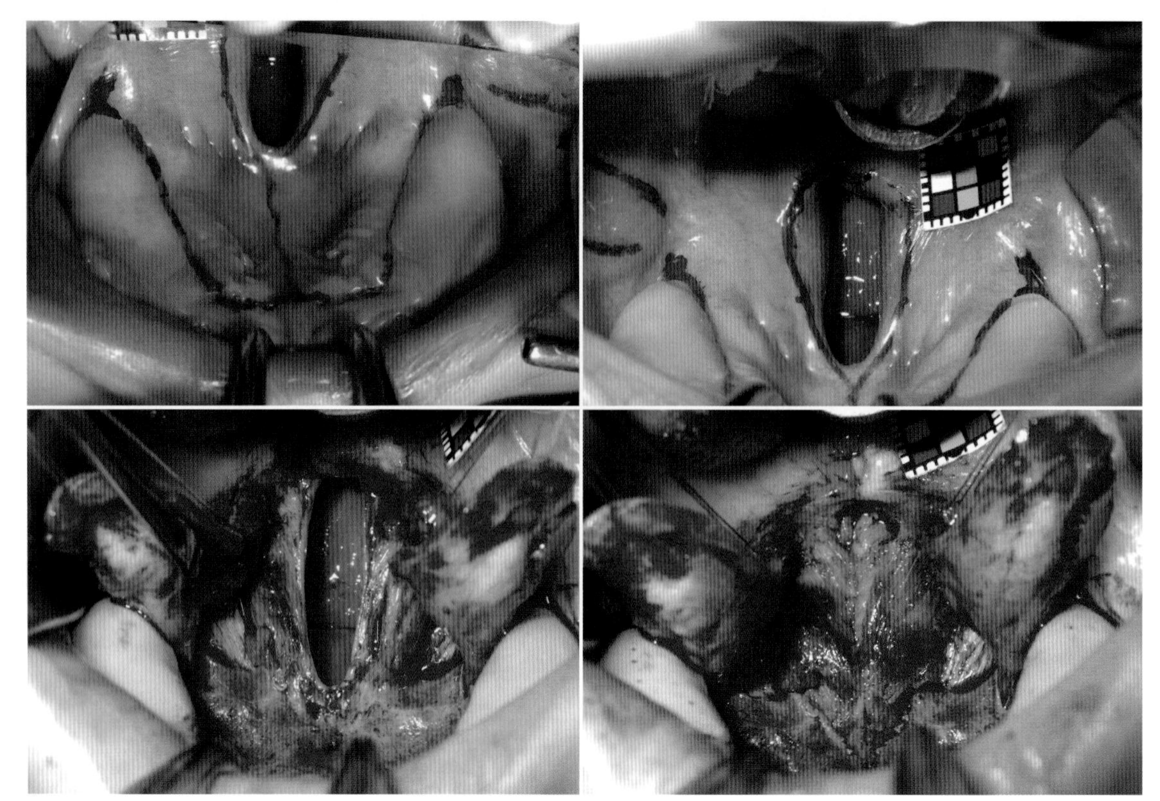

図 2-a～d．当院の口蓋裂形成術について

a | b
c | d

（写真は全て術者の視点のため，上：咽頭，下：上顎前歯部）
a，b：two-flap palatoplasty のデザイン
c：口蓋側粘骨膜弁を挙上終了時．口蓋骨後端，口蓋裂裂縁，鼻腔側粘膜に異常付着した cleft muscles（筋線維）を認める．
d：鼻腔側粘骨膜弁を縫合後．Cleft muscles の異常な筋線維を認める．

当院の術式の特徴（工夫）

1．粘骨膜弁の挙上

全身麻酔下，懸垂頭位にて，Dingman の開口器を使用する．デザインは，two-flap palatoplasty 原法通りである（図 2-a, b）．硬口蓋後端から口蓋垂方向の軟口蓋裂縁に切開を行い，その後，硬口蓋側をデザイン通りに切開する．口蓋裂形成術後の上顎骨の成長抑制を少しでも予防する目的で，粘骨膜弁の先端部分となる歯槽堤付近はできるだけ骨膜を残し，口蓋皺壁の後端で粘膜が薄くなるところまで剝離が進んだところから骨膜下に進入するように挙上する．粘骨膜弁の挙上を軟口蓋方向に進めると大口蓋孔から出てくる大口蓋動脈を認める．それらを温存し，さらに剝離を進め，硬口蓋後端に到達する．硬口蓋後端に異常付着している cleft muscles と口蓋帆張筋を確認し，軟口蓋の口蓋側粘膜と cleft muscles の間で剝離を行う．その剝離層から逸脱しないように注意して，口蓋垂方向に剝離を進め，左右の粘骨膜弁が容易に縫合可能で，口蓋裂が閉鎖できると確認できたところで粘骨膜弁の挙上を終了する（図 2-c）．

2．鼻腔側粘膜の剝離と縫合

口腔側粘骨膜弁挙上時に切開した裂縁より，鼻腔側の口蓋骨骨膜下に剝離を行い，左右の鼻腔側の粘骨膜弁とそこから連続した軟口蓋の鼻腔側粘膜弁を挙上する．この際に，鼻腔側の粘骨膜弁を口蓋骨から剝離すると同時に口蓋裂後端に付着した cleft muscles も剝離するため，cleft muscles は軟口蓋の鼻腔側粘膜のみに付着した状態となる．本操作だけで口蓋裂閉鎖が難しければ，vomer flap も使用し，鼻腔側粘骨膜弁を正中で縫合す

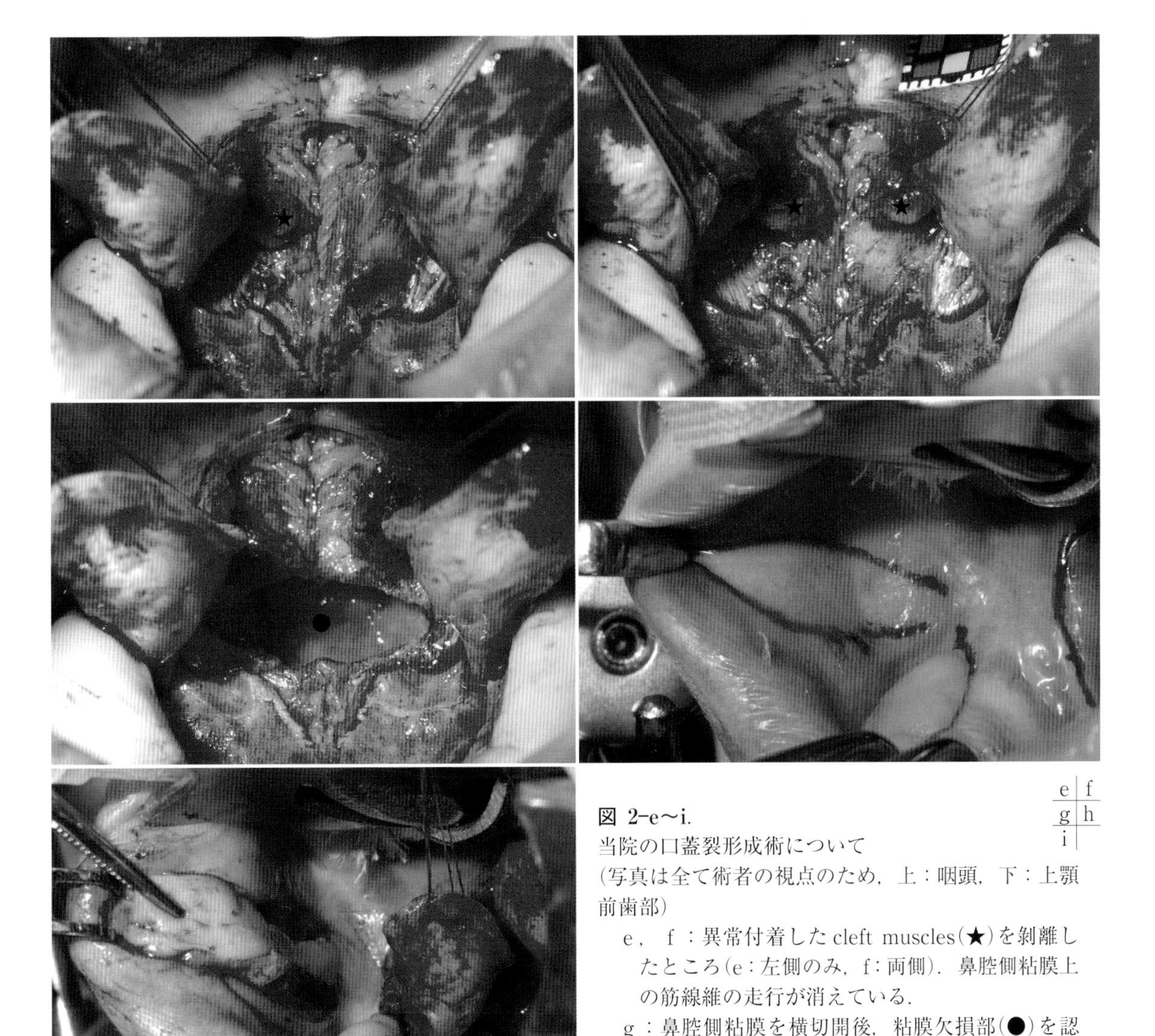

図 2-e～i.
当院の口蓋裂形成術について
(写真は全て術者の視点のため，上：咽頭，下：上顎前歯部)
e，f：異常付着した cleft muscles(★)を剝離したところ(e：左側のみ，f：両側)．鼻腔側粘膜上の筋線維の走行が消えている．
g：鼻腔側粘膜を横切開後，粘膜欠損部(●)を認める．
h，i：BMMF のデザイン，BMMF 挙上後

る．鼻腔側粘膜の縫合が終了すると，鼻腔側粘膜に異常付着している cleft muscles の線維をしっかりと確認できるようになる(図 2-d)．

3．Cleft muscles の剝離，muscle sling の再建(overlapping IVV)

鼻腔側粘膜の血流を確保し，瘻孔発生を予防するために，鼻腔側粘膜に異常付着している cleft muscles を鼻腔側粘膜側に 1 層だけ残すように剝離する(図 2-e，f)．この後，muscle sling を形成するが，cleft muscles の縫合時に過度な緊張が生じ，cleft muscles が裂けることがあるため，より確実に muscle sling を形成するために，次節で述べる BMMF 挿入後の鼻腔側粘膜の縫合による緊張を減弱してから，muscle sling を再建することにしている．

4．鼻腔側粘膜の横切開，粘膜欠損部への BMMF の挙上と挿入

硬口蓋後端から 2～3 mm の軟口蓋鼻腔側粘膜を横切開する(図 2-g)．これにより，軟口蓋鼻腔側粘膜の緊張が弱まる．開口した粘膜欠損部に，左口腔内頬部より挙上した BMMF をはめ込む形で挿入する(図 2-h～k)．これにより，挿入された BMMF の幅分だけ，軟口蓋鼻腔側粘膜が背側へと延長され，かつ muscle sling も後方に移動する

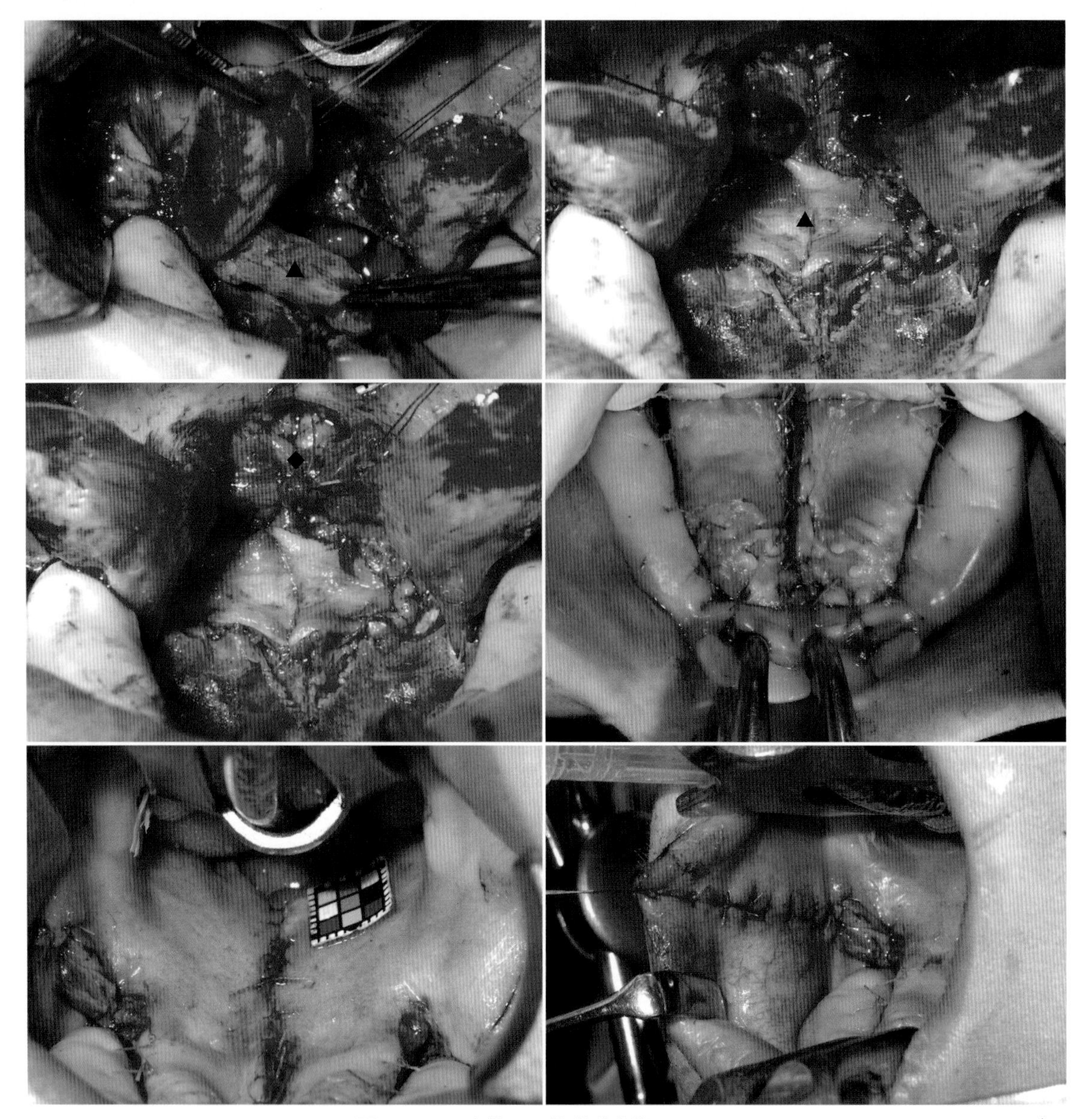

図 2-j～o．当院の口蓋裂形成術について
(写真は全て術者の視点のため，上：咽頭，下：上顎前歯部)
j：BMMF(▲)を口蓋側粘骨膜弁下を通して，粘膜欠損部に挿入する．
k：BMMF(▲)を粘膜欠損部に縫合後
l：Muscle sling(◆)の再建後
m～o：手術終了時．口蓋側粘骨膜弁閉鎖，BMMF 採取部の縫合後

j	k
l	m
n	o

ことになる．BMMF のデザインは，BMMF の挙上前に耳下腺管開口部を確認しそれよりも後方で縫合可能な約 10 mm 幅としている(図 2-h)．挙上は，BMMF 先端より行い，術後の頬脂肪の露出を避けるために頬筋の一部を薄く頬側に残すようにしている．

5．口腔側粘骨膜弁の縫合

軟口蓋口腔側粘膜から縫合を開始し，粘骨膜弁の縫合を行う(図 2-m，n)．左右歯槽堤付近に粘膜欠損部が生じた場合には，吸収性組織補強材(ネオベール®，グンゼメディカルジャパン株式会社)と血漿分画製剤(生理的組織接着剤)(ベリプラスト®，CSL ベーリング株式会社)を用いて保護し，粘膜化するのを待つ．BMMF 採取部を縫縮するが，BMMF の基部の一部が残り，後日切り離しが必要である(図 2-o)．縫合終了後，吸引を用い

表 1. 患者データ

性別	男：女＝6：8人
裂型	BCLP：UCLP：CP ＝6：4：4人
平均手術時月齢	13.6±1.3か月
平均硬口蓋後端裂幅	11.3±2.4 mm
平均口蓋垂基部裂幅	12.6±2.5 mm
平均言語評価月齢	114.2±27か月 (約9歳6か月)

表 2. 結果まとめ

項目		内容	例数
瘻孔発生	あり		1
	なし		13
口蓋裂二次手術	あり		0
	なし		14
鼻咽腔閉鎖機能	1	良好	5
	2	ごく軽度不全	8
	3	軽度不全	1
	4	不全	0
開鼻声	0	なし	10
	1	軽度	4
	2	中等度	0
	3	重度	0
明瞭度	1	よくわかる	13
	2	時々わからない	1
	3	話題を知っていればわかる	0
	4	時々わかる	0
	5	了解不明	0
異常構音	正常・未熟		12
	声門破裂音		0
	側音化構音		2

てサクションテスト(鼻腔より口腔内の吸引を行い，軟口蓋が咽頭後壁に付着するか)を確認している．

手術終了後，胃管チューブを挿入し，抜管せずに，小児集中治療室に入室する[11]．

工夫後の中期経過

本術式を採用してから約10年しか経過していないため，ここでは本術式での中期経過として術後成績を報告する．

2010年1月～2011年12月の2年間に初回口蓋裂形成術を行った32例のうち，two-flap palatoplasty with overlapping IVVにBMMFを軟口蓋鼻腔側粘膜に挿入した術式で手術を行った14例を対象とした(他の術式を実施した症例，症候群を有する症例や診療録より必要な情報を得られなかった症例は除外)．

術後評価として，瘻孔発生率，口蓋裂二次手術実施率，日本コミュニケーション障害学会作成の口蓋裂言語評価[12]を参考に当院言語聴覚士が行った聴覚印象と言語評価結果を調査した．口蓋裂二次手術は，鼻咽腔閉鎖機能が3以下かつ明瞭度が3以下の場合に，X線ビデオ検査，咽頭ファイバー検査を行い，発声時に軟口蓋と咽頭後壁の間隙を認めた症例に行う方針としている．具体的な聴覚印象と言語評価の評価項目は，結果に示した通りである(表2)．

手術時の患者データは表1の通りである．手術は全例単独の術者が実施していた．対象は男児6人，女児8人であった．言語評価を行った平均年齢は約9歳6か月であった．当初は，裂幅が比較的狭い口蓋裂や口蓋裂単独例は他の術式を実施していたため，調査対象では両側唇顎口蓋裂例の比率が高く，裂幅もやや広くなっていると考えられた．

術後の結果を表2に示した．

瘻孔を認めた1例は，片側唇顎口蓋裂で口蓋垂基部の裂幅15 mmの裂幅の広い症例であった．今回検討した症例は，全て明瞭度がよくわかる，ときどきわからない(1，2)であったため，口蓋裂二次手術を行った症例はなかった．また，聴覚印象，言語評価では，鼻咽腔閉鎖機能は1例を除き，良好，ごく軽度不全(1，2)であり，鼻咽腔閉鎖機能軽度不全(3)の1例も明瞭度はよくわかる(1)であったため，追加の画像検査は行わなかった．また鼻咽腔閉鎖不全に関連する異常構音を認めた症例はなかった．開鼻声はなし，軽度(0，1)のみ，明瞭度は１例のみときどきわからない(2)であったがそれ以外はよくわかる(1)であった．

以上から，今回検討した術式においては，当院で以前行っていた，two-flap palatoplasty with overlapping IVV 法よりも瘻孔発生率，口蓋裂二次手術実施率は低下し，良好な言語成績を得られていた．

考　察

1．IVV について

IVV は Kriens[13]によって推奨された術式で，彼らは口蓋裂の解剖を調査し，後鼻棘(posterior nasal spine；PNS)に付着した cleft muscles を剝離し，正中で筋群が overlap しないように縫合し，muscle sling を再建する必要があると報告した．その後，Cutting[3]や Sommerlad[14]は硬口蓋後端や軟口蓋披裂縁の粘膜に停止する筋群をしっかりと剝離し，後方移動するのが大事とした radical IVV を提唱した．Mohamed ら[15]は，2 層で口蓋裂を閉鎖する Wardill-Kilner V-Y pushback 法と Kriens の IVV(以下，Kriens 法)を用いて 3 層で口蓋裂を閉鎖する術式を比較し，Kriens 法が，術後の鼻咽腔閉鎖不全(VPI)の発生率が低かったと報告している．また，Andrades ら[7]は two-flap palatoplasty に radical IVV を行った群と行わなかった群を比較し，radical IVV を併用した群の方が，言語成績が改善し，二次手術実施率も低下したと報告した．いずれも，口蓋裂形成術において IVV が良好な言語成績を獲得するうえで有用な手法であることを示している．

さらに，Nguyen ら[16]は IVV なし，Kriens 法，radical IVV，両側の cleft muscles を可能な限り重ね合わせて縫合した overlapping IVV で比較を行い overlapping IVV を用いた場合に鼻咽腔閉鎖不全が最も少なかったとしている．当施設でも cleft muscles を可能な限り後方移動し，重ね合わせて muscle sling を形成する overlapping IVV を行っている．Huang ら[17]によると口蓋帆挙筋の位置が軟口蓋挙上時の鼻腔側屈曲部になるため，屈曲部(muscle sling の位置)が少しでも咽頭後壁に近い方が，鼻咽腔閉鎖面の空隙が少なくなり鼻咽腔閉鎖が得られやすくなると考え，muscle sling を後方移動している．さらに，口蓋帆挙筋が側頭骨錐体尖下面と耳管軟骨の内側板に付着しているため，口蓋帆挙筋を含む muscle sling の緊張が強いほど，軟口蓋をより口蓋平面の延長線上に近い位置で保持でき，鼻咽腔閉鎖に有利に働くと考え，overlapping IVV を行っている．

2．BMMF について

筆者は，軟口蓋鼻腔側粘膜の横切開と組織欠損部に BMMF を挿入することで，言語成績が向上し，瘻孔発生率を下げる効果があると考えている．

本術式では，鼻腔側粘膜縫合後に，PNS や鼻腔側粘膜に付着した cleft muscles を剝離する際に，鼻腔側粘膜の血流を保つために cleft muscles の一部を鼻腔側粘膜側に残すようにしている．縫合後の軟口蓋鼻腔側粘膜に横切開を加えると，残っている cleft muscles に鼻腔側粘膜がつられた結果，切開部の背側方向に粘膜欠損部が生じる．生じた欠損部の幅の分だけ軟口蓋鼻腔側粘膜を延長可能である．筆者の経験ではあるが，粘膜欠損の幅は約 10 mm 前後である．Kaplan[18]は buccal mucosal flap(BMF)を鼻腔側粘膜に入れ，術後に BMF の大きさが変わらないことを報告しており，同様に BMMF の拘縮が起こらないとすると約 10 mm 軟口蓋鼻腔側粘膜が延長することになる．同時に，muscle sling も後方に移動され，挿入された BMMF により muscle sling の後戻りを予防している．また，cleft muscles の緊張が減弱することで，overlapping IVV を行いやすくなった結果，前述の軟口蓋がより口蓋平面の延長線上に近い位置で保持することができると考えている．これらにより形成される構造が鼻咽腔閉鎖機能を容易とし，より正常に近い構音を獲得できると考える．

また，two-flap palatoplasty の原法では，軟口蓋鼻腔側粘膜は左右の鼻腔側粘骨膜弁を正中で縫合するため，縫合後の軟口蓋鼻腔側粘膜の緊張は強くなる．軟口蓋鼻腔側粘膜の横切開を行うことで鼻腔側粘膜の緊張が減弱していると考えている．Bozola ら[19]は，BMMF はその基部から perforator が入り込んでいるため，血流の安定した筋粘膜弁であると報告している．この血流の豊富な BMMF 組織が横切開により生じた鼻腔側粘膜欠損部に挿入されることで，鼻腔側粘膜の血流が改善する．さらに，口蓋側粘膜も血流の豊富な組織が接することで縫合部の離開や縫合不全を予防でき，いわゆる裏打ち構造の効果を BMMF がもたらす．これらにより，瘻孔発生率が下がったと考えている．

一方で，BMMF の合併症については，Jagannathan ら[20]や Mann[21]は，重篤な合併症は生じないとしている．また，Bozola ら[19]も機能的，美容的な問題はないと報告している．しかし，筆者は，数十例の BMMF 挿入を経験し，頬脂肪ヘルニア 1 例[8]，BMMF 基部が術後の拘縮により臼歯部付近の歯槽堤を乗り越え，咀嚼の際に BMMF を噛み生じた痛みのために，食事摂取困難となり，準緊急的に BMMF 基部の切り離しを行った 1 例を経験している．その他にも，食塊が BMMF 基部に挟まりやすく，自宅での口腔ケアが行いにくくなり，齲歯を生じる例も散見され，BMMF 挿入後は細やかな管理が必要と考えている．

3．本検討の limitation

本検討の術後言語成績実施年齢は平均 9 歳 6 か月であり，成長終了時の言語成績が明らかになっておらず，さらなる長期経過の調査が必要である．

また，症例数が少ないため，今後症例を増やし，術後成績を調査すべきである．さらに，裂型や裂幅による BMMF の必要性，あるいは上顎成長についても検討を行っていく予定である．

まとめ

<口蓋裂手術の目標と当院の術式の特徴>

当院の術式は，two-flap palatoplasty に overlapping IVV を行い軟口蓋の正確な運動機能の再建を行っている．さらに，軟口蓋鼻腔側粘膜に BMMF を挿入することによって，鼻腔側軟口蓋を延長し，再建した muscle sling がより後方に移動し，後戻りを予防，軟口蓋を口蓋平面の延長線上に近い位置で保持する効果があるため，軟口蓋が咽頭後壁に接触しやすくなり，良好な鼻咽腔閉鎖を再建できる．これらによって，より正常な構音の獲得を可能にする．また，鼻腔側粘膜縫合時に生じる緊張の減弱，および BMMF が口蓋側粘膜の裏打ちとなることで，瘻孔発生率を下げることができる．

参考文献

1）Bardach, J., Salyer, K.：Surgical techniques in cleft lip and palate 2nd ed. St Lousis, MO, Mosby-Yearbook, 1991.
Summary　Bardach の two-flap palatoplasty の理論について詳しく述べられている．

2）Bardach, J.：Two-flap palatoplasty：Bardach's technique. Operat Tech Plast Reconstr Surg. **2**：211-214, 1995.
Summary　Bardach の two-flap palatoplasty の手術術式について，わかりやすく述べられている．

3）Cutting, C. B., et al.：The technique of muscle repair in the cleft soft palate. Operat Tech Plast Reconstr Surg. **4**：215-222, 1995.
Summary　Two-flap palatoplasty の muscle sling を後方移動することを勧めている．

4）Salyer, K. E., et al.：Two-flap palatoplasty：20-year experience and evolution of surgical technique. Plast Reconstr Surg. **118**：193-204, 2006.
Summary　20 年間にわたる two-flap palatoplasty の術後成績の報告．

5）Hopper, R. A. et al.：Cleft palate repair and velopharyngeal dysfunction. Plast Reconstr Surg. **133**：852e-860e, 2014.

6）Losken, H. W., et al.：Achieving low cleft palate fistula rates：Surgical results and techniques. Cleft Palate Craniofac J. **48**：312-320, 2011.
Summary　8 mm 以上の裂幅の口蓋裂には two-flap palatoplasty が有用であると述べている論文．

7）Andrades, P., et al.：The importance of radical intravelar veloplasty during two-flap palatoplasty. Plast Reconstr Surg. **122**：1121-1130, 2008.

Summary　Two-flap palatoplasty に radical IVV の実施の有無で比較した論文．言語成績が向上し，口蓋裂二次手術実施率が低下するため，radical IVV の併用がよいと述べている．

8）藤田研也，杠　俊介：【口蓋裂の初回手術マニュアル―コツと工夫―】頬筋粘膜弁による軟口蓋鼻腔側延長を併用した two-flap palatoplasty．PEPARS．**96**：35-42，2014．

Summary　当院の術式について詳細に説明している．

9）Randall, P., et al.：Palatal length in cleft palate as a predictor of speech outcome. Plast Reconstr Surg. **106**：1254-1259, 2000.

Summary　口蓋裂形成術で良好な言語成績を獲得するための必要な要素について説明している．

10）矢口貴一郎ほか：就学前に行う顎裂骨移植に関する臨床的検討．形成外科．**62**：1003-1008, 2019.

11）矢口貴一郎ほか：口蓋裂手術の周術期管理(1)―術後小児集中治療室(PICU)管理を行う場合―．形成外科．**64**：903-910，2021．

12）日本コミュニケーション障害学会口蓋裂言語員会：口蓋裂言語検査(言語検査用)．コミュニケーション障害学．26，インテルナ出版，2009．

13）Kriens, O. B.：An anatomical approach to veloplasty. Plast Reconstr Surg. **43**：29-41, 1969.

Summary　IVV の概念を最初に報告した論文．口蓋裂の筋肉の解剖について解説している．

14）Sommerlad, B. C.：A technique for cleft palate repair. Plast Reconstr Surg. **112**：1542-1548, 2003.

Summary　IVV では，硬口蓋後端や軟口蓋披裂縁の粘膜に停止する筋群をしっかり剥離し，後方移動するのが大事とした radical IVV についての論文．

15）Mohamed, E. H., Sherif, A.：Does palatal muscle reconstruction affect the functional outcome of cleft palate surgery? Plast Reconstr Surg. **119**：1859-1865, 2007.

Summary　Wardill-Kilner V-Y pushback technique に Kriens の IVV の実施の有無で術後成績を比較した論文．IVV を行った方が術後 VPI の発生率と滲出性中耳炎の発生率が低く IVV が有用であると報告している．

16）Nguyen, D. C., et al.：Progressive tightening of the levator veli palatini muscle improves velopharyngeal dysfunction in early outcomes of primary palatoplasty. Plast Reconstr Surg. **136**：131-141, 2015.

Summary　IVV の手技を比較した論文．IVV なし，Kriens，radical IVV，overlapping IVV に分け，overlapping IVV が velopharyngeal disfunction が少なかったとしている．

17）Huang, M. H., et al.：Anatomic basis of cleft palate and velopharyngeal surgery：implications from a fresh cadaveric study. Plast Reconstr Surg. **101**：613-627, 1998.

Summary　献体の解剖を行い，正常軟口蓋解剖について調査した論文．筋肉について詳細な記載があり，そこから鼻咽腔閉鎖機能に関わる筋肉の働きについて説明している．

18）Kaplan, E. N.：Soft palate repair by levator muscle reconstruction and a buccal mucosal flap. Plast Reconstr Surg. **56**：129-136, 1975.

19）Bozola, A. R., et al.：The buccinator musculomucosal flap：Anastomic stucy and clinical application. Plast Reconstr Surg. **84**：250-256, 1989.

Summary　The buccinator musculomucosal flap について解剖学的な裏付けとその利用方法が述べられている．

20）Jagannathan, M., et al.：Palatal lengthening following use of the buccal myomucosal flap in primary palatoplasty―real or apparent? A study of the physical variables. Eur J Plast Surg. **26**：414-418, 2004.

21）Mann, R. J., et al.：The double opposing Z-plasty plus or minus buccal flap approach for repair of cleft palate：a review of 505 consecutive cases. Plast Reconstr Surg. **139**：735e-744e, 2017.

Summary　Furlow 法に BMMF を併用した例としなかった例を比較している．BMMF の術後合併症についても記載されている．

PEPARS No.186：55-65, 2022

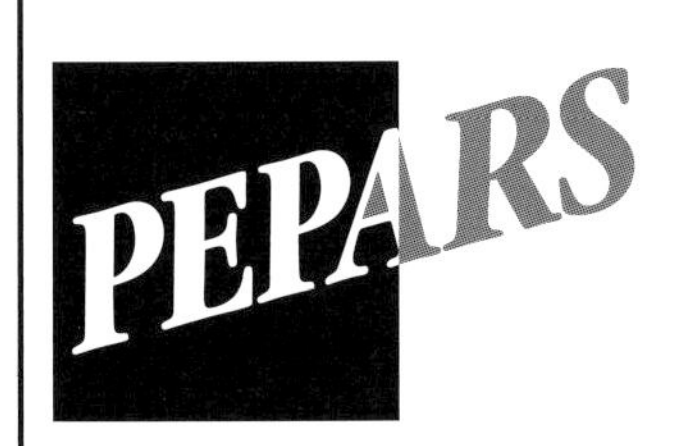

◆特集／口唇口蓋裂治療―長期的経過を見据えた初回手術とプランニング―

長期的経過を見据えた初回口蓋裂手術：早期二期的口蓋形成術の長期成績と現在の手術

山西　整[*1]　上松節子[*2]　井上直子[*3]

Key Words：早期二期的口蓋形成術(early two-stage palatoplasty), Furlow 法(Furlow palatoplasty), 筋再建(muscle reconstruction), 内視鏡手術(endoscopic surgery)

Abstract　二段階口蓋裂手術は，鼻咽腔閉鎖に重要な軟口蓋を先に形成した上で，よりよい顎発育のために硬口蓋に対する手術を遅らせる方法が主流である．思春期まで硬口蓋形成を遅らせた初期のプロトコールでは，顎発育はよかったものの言語成績が悪く，その後のプロトコールは硬口蓋の手術時期を少しずつ早期にシフトしてきた．しかし理想的なタイミングにはまだ決着がついていない．当科では様々なプロトコールの中でも硬口蓋手術を最も早期に行う早期二期的口蓋形成術を 1997 年より継続して行っている．この治療法による最新の長期成績を報告した上で，現在の手術について解説する．

はじめに

口蓋裂手術の目的は，正常な構音と良好な顎発育の獲得である．そのために当科では，1997 年より Furlow 法を応用した二段階口蓋形成術(早期二期的口蓋形成術)を提唱し適用してきた[1]．このプロトコールの術後成績を，1997 年以前に行っていた pushback 法による一期的口蓋形成術と比較すると，同等の言語成績の上により良好な顎発育を得られることが明らかとなってきている．現在は術後成績をさらに改善する目的で，いくつかの手術上の工夫を行っている．重要な工夫の1つは，Furlow 法による軟口蓋形成術に際してラディカルな切離(dissection)を伴う cleft muscle の再建を導入した手術であり，もう1つは内視鏡ガイド下での大口蓋神経血管束周囲の剝離である．前者はよりよい鼻咽腔閉鎖機能を獲得するため，後者は低侵襲手術を達成する目的で行っている．本稿では早期二期的口蓋形成術のこれまでの治療結果を示した上で，現在の手術について述べる．

早期二期的口蓋形成術とその長期成績

早期二期的口蓋形成術は，1 歳過ぎに Furlow 法[2]を応用した軟口蓋形成術を行い，その 6 か月後に硬口蓋形成術を行う二段階手術である(図 1)．よりよい顎発育のために硬口蓋に対する手術侵襲を待機する delayed hard palate closure の考え方に基づいている[3]．本プロトコールは，1 回目と 2 回目の手術の間隔が短いことが特徴で，このために軟口蓋形成術後に口蓋閉鎖床を用いる必要がない．一方で，わずか 6 か月間の待機期間で上顎の成長発育がよくなるか，さらに言語成績が障害されていないかという重要なクエスチョンが残る．これまで私たちは 1997 年以前に行っていた pushback 法の術後成績と比較する形で，継続的な評価を行ってきた[4)5]．

側方セファロ分析で評価した顎発育の術後成績について，早期二期的口蓋形成術を行ったグルー

*1 Tadashi YAMANISHI, 〒594-1101　和泉市室堂町 840　大阪母子医療センター口腔外科，主任部長
*2 Setsuko UEMATSU, 同センター口腔外科，副部長(矯正歯科担当)
*3 Naoko INOUE, 同センターリハ・育療支援部門，主査(口蓋裂言語担当)

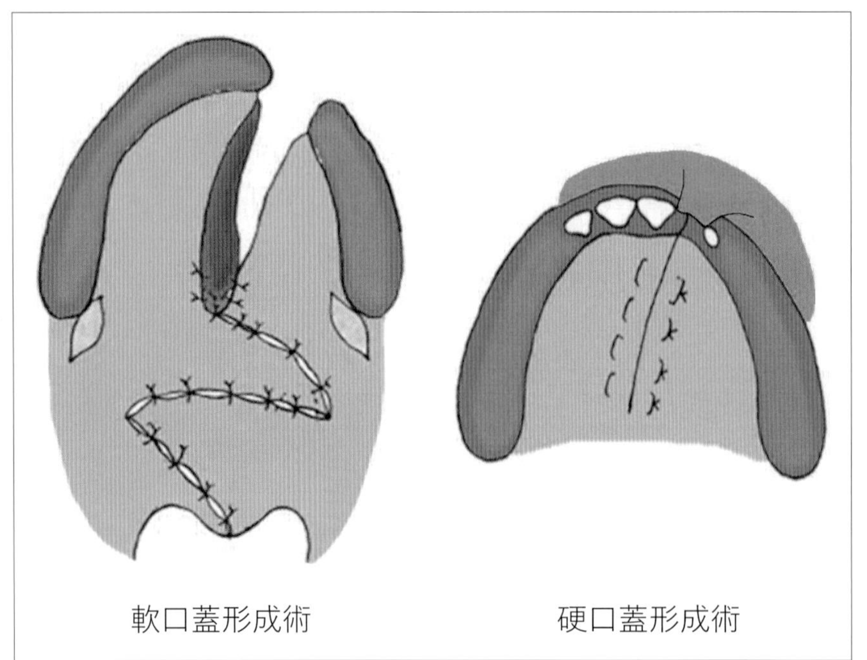

図 1.
早期二期的口蓋形成術

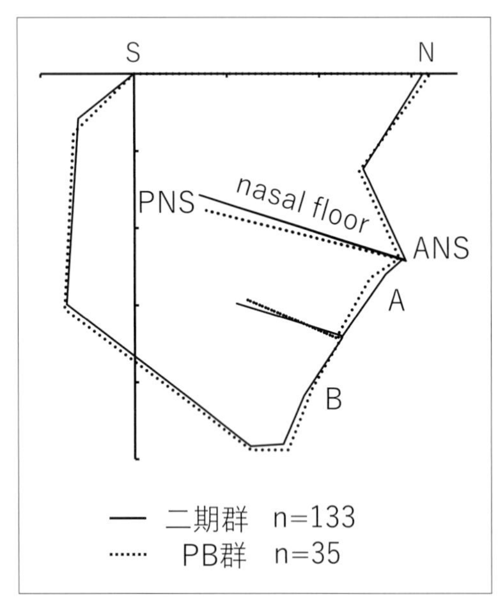

図 2. 5歳側方プロファイルの重ね合わせ

プを二期群，1歳で pushback 法による一期的手術を受けたグループを PB 群として，5歳における側方プロファイルと，頭蓋底に対する上顎の前方点の位置を示す SNA および上下顎の前方点の位置関係を示す ANB の長期的な推移を示す(図2).

5歳側方プロファイルでは，二期群は PB 群より良好な上顎の前後的な成長を示し，その結果 SNA と ANB はともに二期群が PB 群より有意に良好であった. もう1つの二期群の特徴は, SN と nasal floor の成す角度が PB 群より有意に大きいことである. これは早期二期的口蓋形成術によって後上顔面高の成長が抑制されたためと考えている.

SNA と ANB の長期経過では，どの年齢においても二期群は PB 群より良好な数値を示した(表1). ANB の長期推移に両群間の統計学的有意差を認めたことから(図3)，早期二期的口蓋形成術による有意に良好な上下顎の前後的位置関係が示された.

次に言語成績について，日本コミュニケーション障害学会口蓋裂言語検査[6]に基づき評価した. 13歳における鼻咽腔閉鎖機能と構音障害の発症率を図4に示す. 両者とも二期群と PB 群の間に統計学的な有意差を認めず，両群の言語成績は同等であることが示唆された. 鼻咽腔閉鎖機能の評価では，「ごく軽度不全」は日常生活での主訴がほとんどないことから，「良好＋ごく軽度不全」を acceptable と見なすことができる. 二期群では 91.0%，PB 群では 95.8%の症例が acceptable であった. 両群に有意差は認めなかったものの, 二期群は PB 群より小さい値を示した. また構音障害の発症率についても，両群に有意差は認めないものの PB 群の数値が低く，二期群におけるこれらの数値をさらに改善することが今後の課題である.

表 1. 側方セファロ分析による∠SNA と∠ANB の長期推移(n＝63, 二期群 n＝35, PB 群 n＝28)

		4 歳	8 歳	11 歳	15 歳	
SNA (°)	二期群	79.1±3.5	77.1±3.7	76.2±2.6	76.4±3.5	
	PB 群	78.7±3.3	77.2±3.8	75.6±2.5	75.0±3.2	
ANB (°)	二期群	6.2±3.3	3.6±3.3	2.8±4.1	1.4±3.3	**
	PB 群	3.2±4.5	2.6±3.1	0.1±2.8	−1.5±2.7	

repeated measures ANOVA p＜0.01

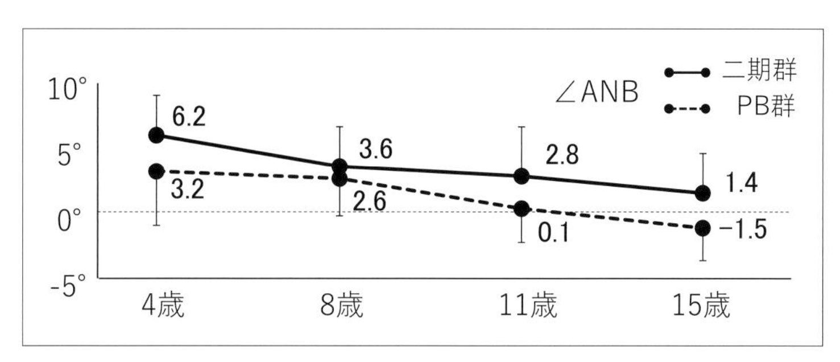

図 3. 側方セファロ分析による∠ANB の長期推移

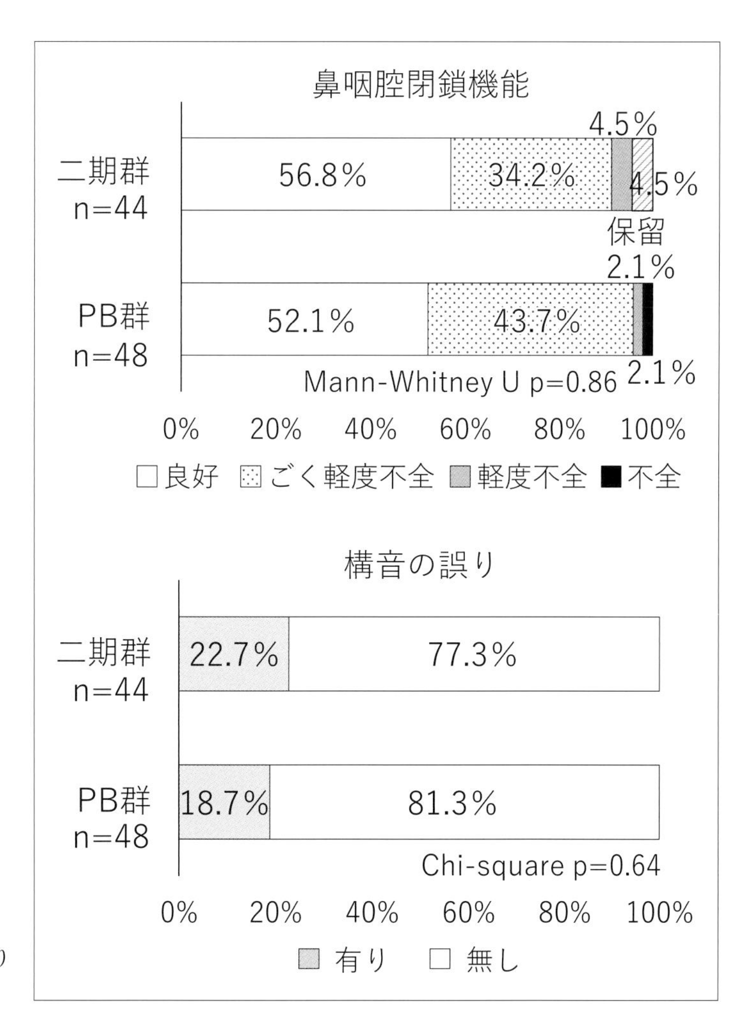

図 4.
13 歳の鼻咽腔閉鎖機能と構音の誤り

現在の手術における工夫

以上の結果から，より良好な言語成績を得るために，Furlow法による軟口蓋形成術に対してcleft muscleのラディカルな切離(radical dissection)を伴う筋再建を導入している．ここでcleft muscleとは，口蓋帆挙筋，口蓋咽頭筋および口蓋舌筋が複合した筋束を指す(主には前2者である)．Kriens[7)]がintravelar veloplasty(IVVP)で提唱した筋再建を前進させる形でSommerlad[8)]によって報告された考え方で，口蓋帆張筋腱膜からcleft muscleを切離し，筋の後方への回転移動を十分に行った上で再建を行う(radical IVVP)．この術式による良好な言語成績が報告されている[9)]．この手術の概念はシンプルであるが，具体的な手術手順が明示されたテキストは国内外でもあまりない．私たちの手術はFurlow法への応用ではあるものの，具体的な術式が今後の議論の端緒となれば幸いである．加えて当科では，2015年より口蓋形成術を行う全症例に対して内視鏡ガイド下で大口蓋血管神経束周囲の剥離を行っている[10)]．手術内視鏡を用いた術野から得られる情報は直視と比べられない程多く，低侵襲で安全かつ確実な手術を行うために非常に有用である．この術式についても概説したい．

軟口蓋形成術

1．軟口蓋の剥離と筋の再建

軟口蓋形成術を行う際に私たちが鍵とする組織は口蓋帆張筋腱膜である．口蓋帆張筋は頭蓋底の起始から前下方へ走行し，翼突鉤を外側から内側へ回り込む所で腱膜になる．口蓋裂では左右の腱膜がそれぞれの側の骨口蓋後端へ停止する．手術で軟口蓋を口腔側と鼻腔側に分ける場合，この腱膜上での剥離が最も容易で安全である．この原則は咽頭弁移植術のような瘢痕の多い二次手術でも成り立つ．もう1つのポイントは，口蓋帆張筋腱膜とcleft muscleの境界線が重要な解剖学的指標になることである．この境界線の後方への延長線上に，上咽頭収縮筋とcleft muscleの境界があり，ここから上咽頭収縮筋と口蓋帆挙筋の間に入ることができる．この境界を同定することによって，最小限の手術侵襲で筋膜に包まれたままの口蓋帆挙筋を同定することができる．Cleft muscleは，筋が口腔側粘膜弁に付着しない状態で手術を進める側が見やすい．当科ではFurlow法の原法と同様これが右側にあたるため，右側軟口蓋の手術操作から述べる．

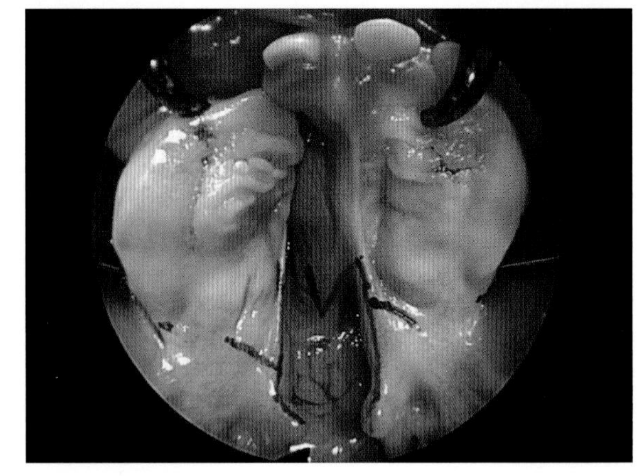

図 5.

手術の最初の目的は，口蓋帆張筋腱膜を見つけることである．このために重要な指標は骨口蓋後端であるが，その骨口蓋後端を正しく同定するためには後鼻棘が重要になる．上顎骨口蓋突起と口蓋骨水平板の境を成す横口蓋縫合に沿って骨の段差を認める症例があり，そのような症例では骨の段差を骨口蓋後端と間違えやすい．最初に正しく後鼻棘を同定することでこのようなエラーを避けることができる．写真に示す症例は右側唇顎口蓋裂であり，軟口蓋形成術の切開線を図5に示す．右側軟口蓋の披裂縁切開から後鼻棘を同定し，そこから骨口蓋後端に沿って外側へ鈍的な骨膜下剥離を進めると，口蓋帆張筋腱膜が骨口蓋後端へ付着する内側端を見ることができる(図6：右側軟口蓋，下向き矢印の先端に骨口蓋後端へ付着している口蓋帆張筋腱膜の内側端が見える)．図6では，術野を得るために，後鼻棘の先端に付着した小唾液腺の層の先端部を少し切離している(図6：上向き矢印)．多くの場合，骨口蓋後端に沿った外側へ

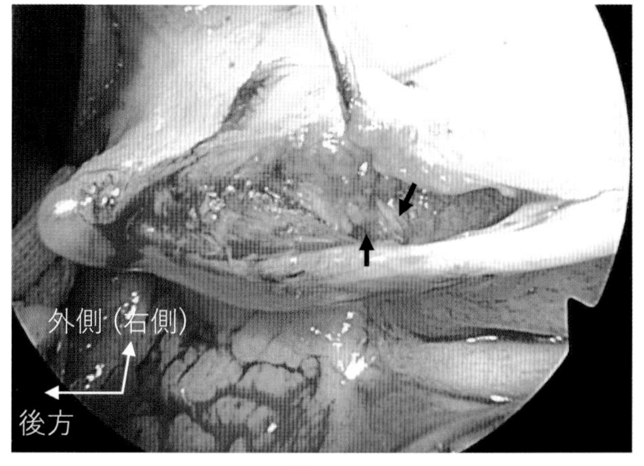

図 6.

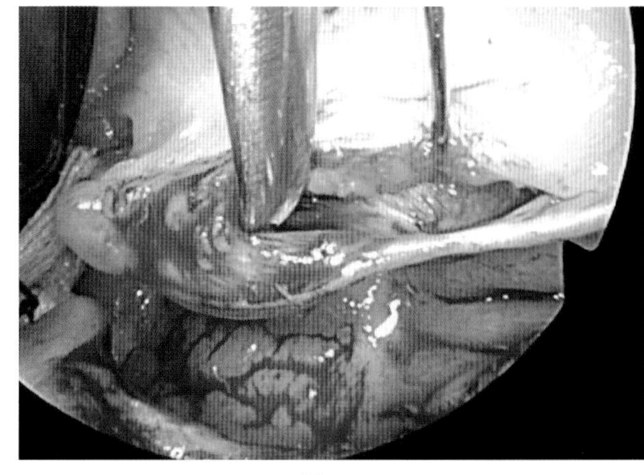

図 7.

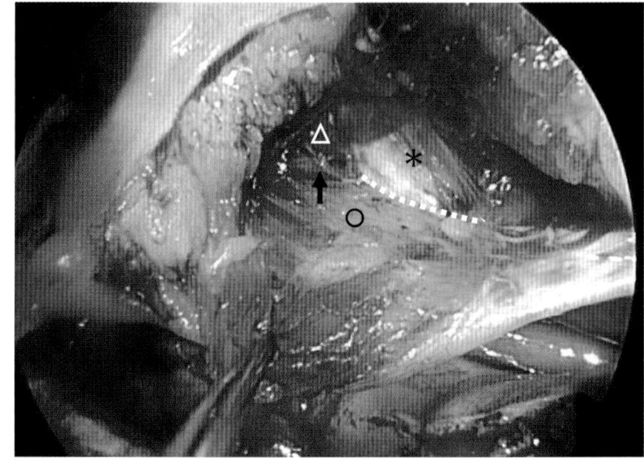

図 8.

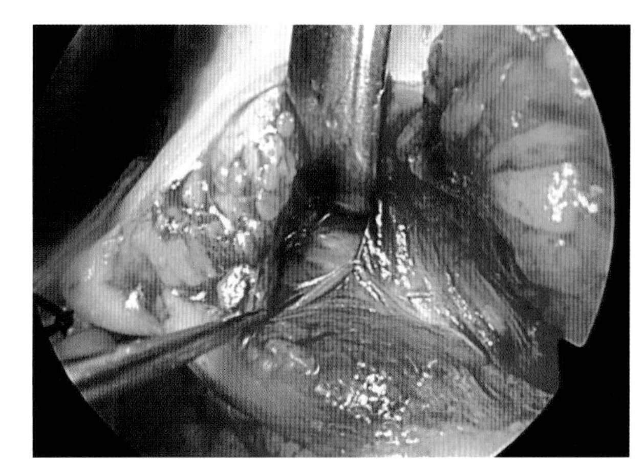

図 9.

の骨膜下剝離は，口蓋帆張筋腱膜の内側端が露出した所で進みにくくなる．これは骨膜に包まれた小口蓋動脈が剝離の障害になっているためであり，無理に剝離を進めると出血をきたすため，骨口蓋後端に沿った鈍的剝離はここで一旦止めておく．

内側端が露出した口蓋帆張筋腱膜上に粘膜剝離子を置き，剝離子を後方へ滑らせるように進めると，腱膜と口腔側小唾液腺の層の間の剝離をスムースに行うことができる(図 7)．この操作で同時に cleft muscle と口腔側の小唾液腺層の間も剝離できる．ただし，披裂縁に近い部分の粘膜下組織は鋭的な切離を要する．右側口腔側 Z 形成の 1 辺の直下まで腱膜上剝離を進めた後に，Z 形成の切開を加え前方茎の口腔側粘膜弁を形成する(図 8：口腔側粘膜弁は写真の右上方へ翻転している)．ここで右側では cleft muscle は鼻腔側粘膜に付着し，図 8 の術野では，骨口蓋後端に付着する口蓋帆張筋腱膜(＊)とその内側に接する cleft muscle(○)，さらに口蓋帆張筋腱膜の後方に接する上咽頭収縮筋(△)を見ることができる．口蓋帆張筋腱膜と cleft muscle の境界(白点線)を後方へ延長すると，上咽頭収縮筋と cleft muscle の境界に移行する(矢印)．この位置に粘膜剝離子の先端をあて，cleft muscle を単鉤で下方へ牽引しながら上咽頭収縮筋を押し上げるように筋の境界に入ると，下方に口蓋帆挙筋の筋束が同定される(図 9)．図 9 で粘膜剝離子によって押し上げられている白色の組織は口蓋帆挙筋と上咽頭収縮筋の間の結合組織であり，口蓋帆挙筋は筋膜に包まれたままの状態である．この筋間の剝離を前方へ戻すように進めると，cleft muscle と口蓋帆張筋腱膜の

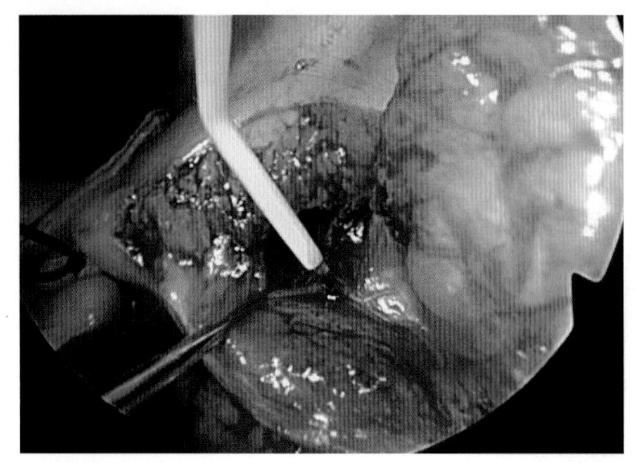

図 10.

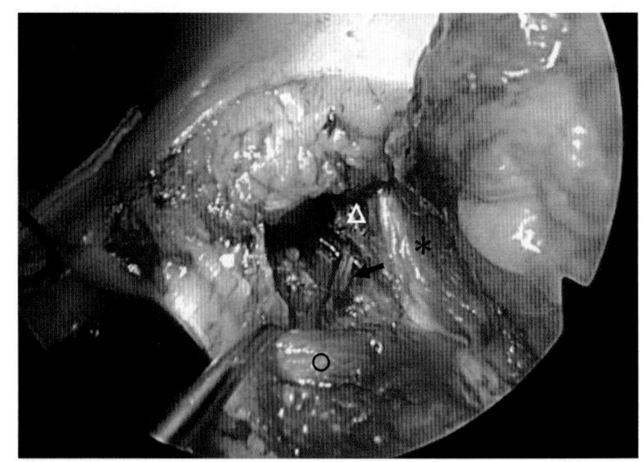

図 11.

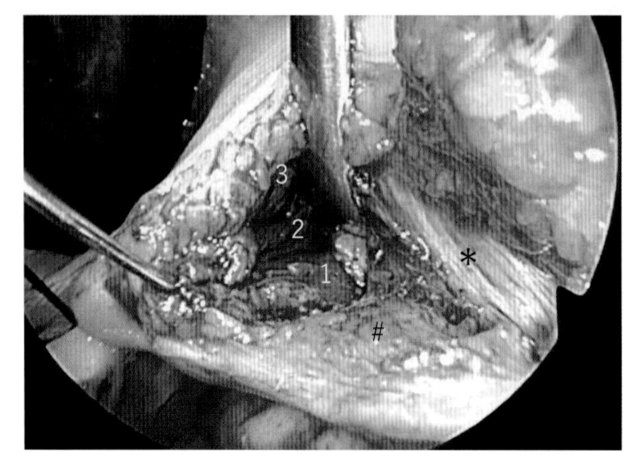

図 12.

境界に達し，剝離が前方に進まなくなる．ここから，cleft muscle と口蓋帆張筋腱膜の境界に切開を加える．この時，単鈎を用いて境界部の組織を鼻腔側粘膜側から持ち上げるように保持すると，切開の方向を鼻腔側粘膜に平行にすることができ，鼻腔側粘膜が保護される．また，この切開は電気メスを用いて行う(図 10：切開前，図 11：切開後)．これは，この領域の鼻腔側粘膜上に上行口蓋動脈が走行するためである．上行口蓋動脈は，上咽頭収縮筋の外側で顔面動脈から分枝し，翼突鈎の先端付近で外側から内側へ向かって上咽頭収縮筋を貫き，軟口蓋鼻腔側粘膜下層へ走行する[11]．鼻腔側 Z 形成のアーム先端を切開する際に，両側とも切離する可能性がある．この動脈を不慮に傷害すると，血管が上咽頭収縮筋の筋内へ引き込み，止血が困難となる．教科書ではあまり触れられていないが，大小口蓋動脈と並び，口蓋形成術における術後出血の原因となる重要な動脈である．出血を避けるため，この領域の切開は電気メスを用いるが，上記の操作でこの動脈を同定できることが多い．図 11 では cleft muscle と口蓋帆張筋腱膜の間を電気メスで切離した後に，口蓋帆挙筋の前縁を後方へ押し下げるように鼻腔側粘膜から剝離したところであるが，写真中央に上行口蓋動脈が確認できる(図 11 矢印)．この血管が走行する位置にはバリエーションがある．走行部位が鼻腔側 Z 形成に支障にならない場合は温存し，それ以外は電気メスで焼灼し切離する．

このステップで動脈の処理とともに重要な点は，口蓋帆挙筋の前縁と鼻腔側粘膜を明示することである(図 11：矢印の右側で薄褐色三角形の領域)．これによって筋の厚さと，深さ方向における鼻腔側粘膜の位置を明確にすることができる．これらを明確にしておくと，そこから前内方に走行し骨口蓋後端へ至る cleft muscle(図 11：○)を鼻腔側粘膜から分離する操作を，安全に行うことができる．図 12 では前方部の cleft muscle を鼻腔側粘膜から切離し，後方へ回転移動した．本来は後鼻棘周囲に付着していた筋の先端が，口蓋垂の直前まで移動している．また cleft muscle の走行がその基部に向けて 3 方向に分かれていることが確認できる．鼻腔側粘膜に近い方から，口蓋帆挙筋(1)，口蓋咽頭筋(2)，口蓋舌筋(3)である．後鼻棘を頂点として，内側が披裂縁切開，外側が口蓋帆

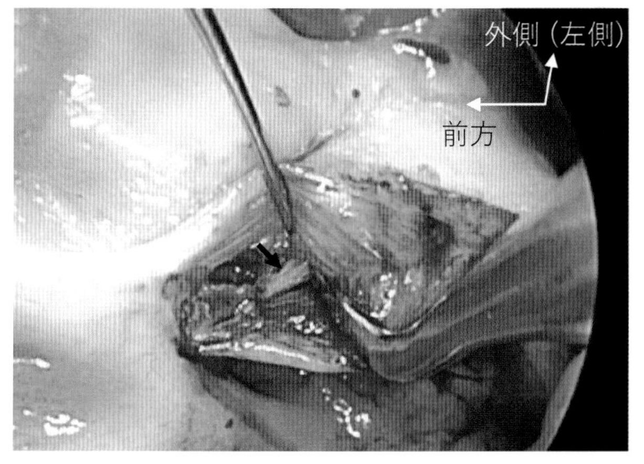

図 13.

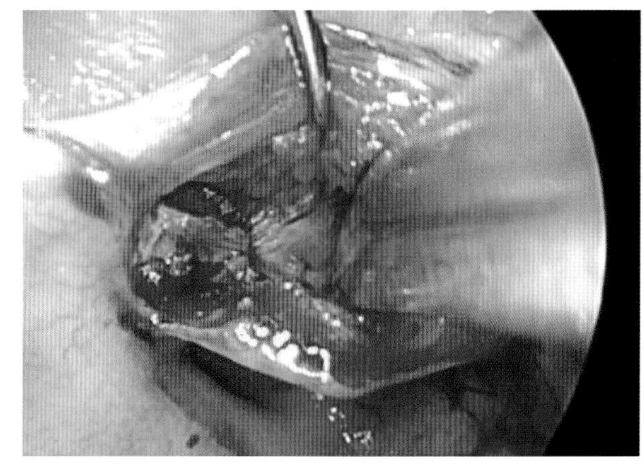

図 14.

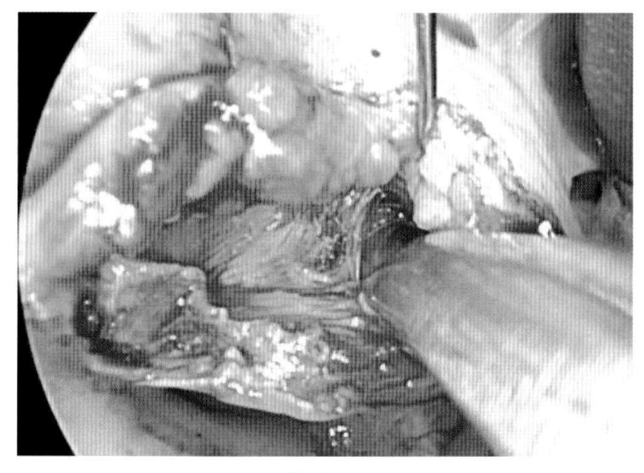

図 15.

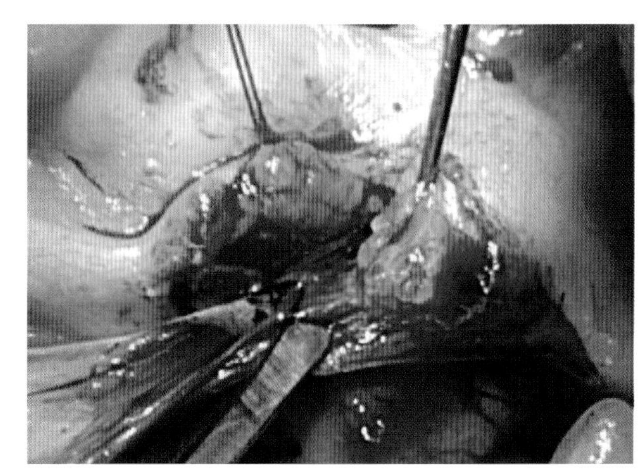

図 16.

張筋腱膜，底辺が口蓋帆挙筋からなる三角形の領域(＃)は，cleft muscle を切離した後の鼻腔側粘膜である．この症例では小唾液腺の層を認めるが，このような症例では cleft muscle の切離がより容易となる．時に鼻腔側粘膜下に小唾液腺の層をほとんど持たない症例があるが，そのような症例では，鼻腔側粘膜が薄くなりすぎないように，図 11 で口蓋帆挙筋前縁の延長線から前方領域の cleft muscle を鼻腔側粘膜から切離しないこともある．

Cleft muscle を口蓋側粘膜弁に付けたままで手術を進める左側では，右側より術野が限局される．しかし基本手順は同じである．すなわち第一に骨口蓋の後端を辿ることによって口蓋帆張筋腱膜の内側端を見つけ(図 13：矢印)，そして腱膜上の剝離によって軟口蓋を口腔側と鼻腔側に分ける(図 14)．さらに口蓋帆張筋腱膜と cleft muscle の境界線の後方延長線で cleft muscle と上咽頭収縮筋の間に入り，そこから内側の cleft muscle の領域を単離しておく(図 15)．左側ではこの段階で上咽頭収縮筋と cleft muscle の境界線は直視できない．しかし粘膜剝離子を口蓋帆張筋腱膜上で後外方へ滑らせることによって，安全にこのスペースに入ることができる．左側ではここから cleft muscle を口腔側に付けたままの状態を保つために，後鼻棘周辺から後方へ向かって cleft muscle と鼻腔側粘膜の間を切離していく．私たちはこの操作に剪刀を使用する．単鉤で口腔側粘膜と cleft muscle を上方へ牽引した状態で，細い筋束を剪刀の先でつまむようにして筋を少しずつ切離して行く(図 16)．この時鼻腔側粘膜が薄くなりすぎないよう，鼻腔側粘膜と筋の境界から 1〜1.5 mm 程

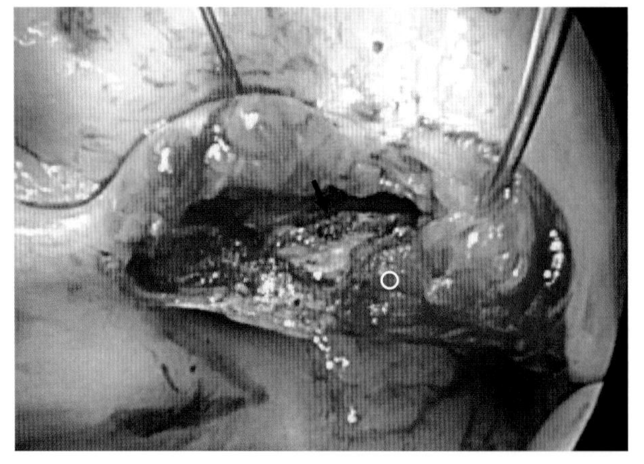

図 17.

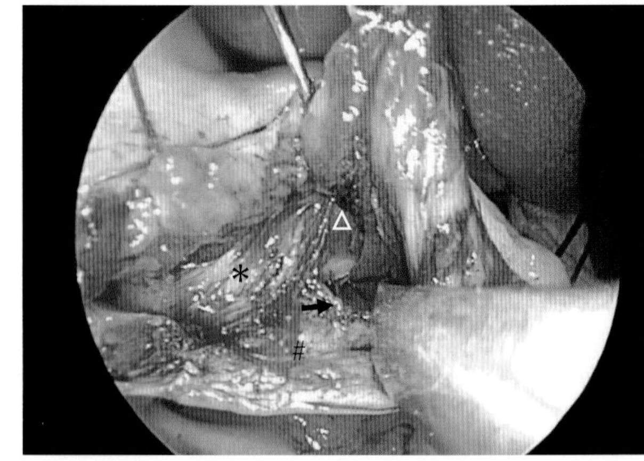

図 18.

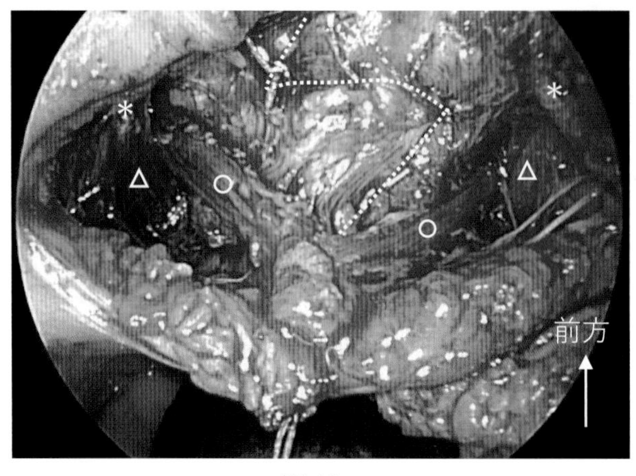

図 19.

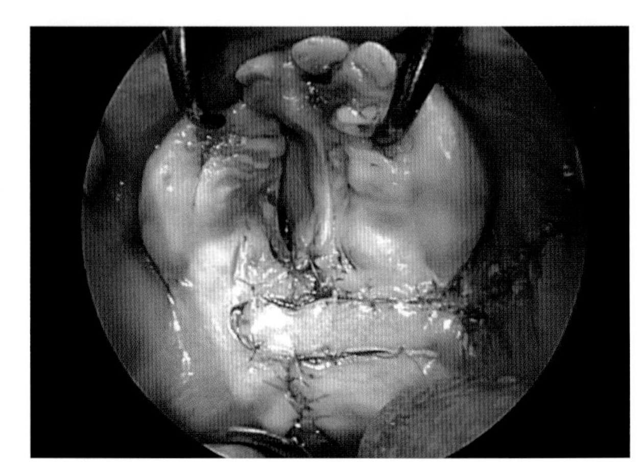

図 20.

度筋側を切離する．鼻腔側粘膜直下に小唾液腺の層を持つ症例では，粘膜と筋の境で筋の切離を行ってもよい．剪刀による切離と粘膜剝離子による筋の剝離操作を繰り返すことで，安全にcleft muscleを鼻腔側粘膜から分離することができる．口蓋帆張筋腱膜とcleft muscleの境界線の切離は，右側と同様に電気メスを用いる(図17：矢印)．この段階で右側と同様に，口蓋帆挙筋の前縁と鼻腔側粘膜面を同定することができる(図18：矢印)．口蓋帆挙筋の厚さと鼻腔側粘膜面を指標にしながら，cleft muscleを鼻腔側粘膜から分離し，筋の先端が口蓋垂の直前の位置に移動するまで，筋を後方移動させる(図18：鼻腔側粘膜に付着した部分の口蓋帆挙筋の筋束は粘膜剝離子によって後方へ圧排されている，＊口蓋帆張筋腱膜，△上咽頭収縮筋，# cleft muscleを切離した後の鼻腔側粘膜，上咽頭収縮筋と口蓋帆挙筋の基部の間には結合組織の白い膜が確認できる)．

図19では鼻腔側Z形成の縫合後(白点線)に，口蓋帆張筋腱膜から切離された左右のcleft muscle(○)を正中で再建している．左右の筋縫合は，先端をオーバーラップさせる．ここでは，左右の口蓋帆張筋腱膜(＊)および上咽頭収縮筋(△)を認め，口蓋帆挙筋が上咽頭収縮筋の下から正中に向かって走行している．写真では縫合した鼻腔側粘膜を後方へ牽引したため，cleft muscleが正中に向かって後方へ走行するように見えている．図20は手術終了時の状態．写真の症例では裂幅が大きかったため，左側頬粘膜筋弁を挙上し口腔側の閉鎖に用いた[12]．軟口蓋正中の前方端は前方茎の鋤骨粘膜骨膜弁を用いて閉鎖している．硬口蓋の裂は閉鎖せず残している．

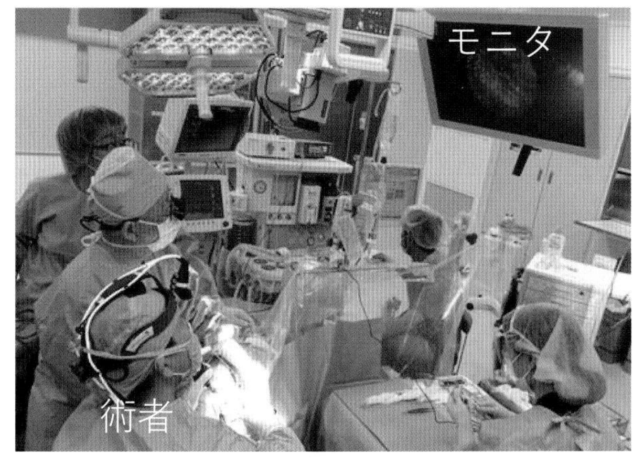

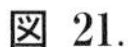
図 21.

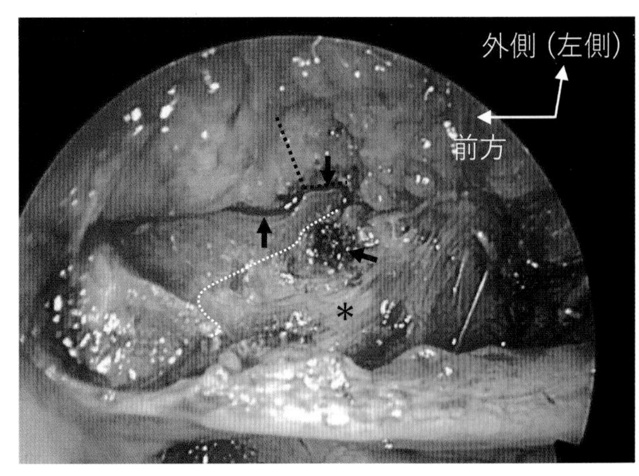

図 22.

本術式がFurlow法原法と異なる点は，特に右側でradical IVVPのように鼻腔側粘膜，cleft muscle，口腔側粘膜の3層への剝離を行っている所である．これは，① Furlow法では右側鼻腔側のZ形成の切開線がcleft muscleと口蓋帆張筋腱膜の境界に位置することになっているが，実際にはそうならないこともあり筋再建の再現性が乏しくなるため，② 上行口蓋動脈を安全に確認し処理するため，主にこのような理由のためである．

2．内視鏡ガイド下の大口蓋神経血管束周囲の剝離

口蓋形成術において，口蓋粘膜骨膜弁を内側へ移動するためには，大口蓋神経血管束（バンドル）を温存しながらも，その周囲の十分な剝離を行うことが必須となる．従来，Furlow法やIVVPといった口蓋の外側へ切開を行わない術式では，バンドル周囲を直視することが難しかった．この操作に手術内視鏡を用いることで，半盲目下であった操作に明瞭な視野が取れるようになる．加えて，術野を得るための口蓋外側への補助切開を行う必要がなくなったことから，手術侵襲を減らすことができている．本稿では概説に留めるが，詳細は参考文献10を参照して頂ければ幸いである．

現在，口蓋形成術を行う症例の全例でバンドル周辺の剝離操作に手術内視鏡を用いている．鏡は硬性鏡で，先端径は3 mm程度が明るく視野が広い．先端角30°で，シースは用いていない．術者が左手に内視鏡を持ち，モニタに投影された術野を見ながら，右手のラスパトリウムやニードルタイプ電気メスで手術を進める．助手は術野の保持と吸引を行う（図21）．図21では右側口蓋の手術を行っている．写真左手にもう1台のモニタがあり，左側を手術する際はそちらを使用する．

図22は左側のバンドルへアプローチしている際の術野映像である．症例は図5からと同じ症例で，手前に披裂縁切開が写り，写真左手が前方である．モニタ上で骨口蓋後縁（白点線），口蓋帆張筋腱膜（＊），バンドル基部（上向き矢印）を確認した後，バンドル基部の後方に現れる小口蓋動脈を電気メスで切離し（左向きの矢印が小口蓋動脈を焼灼切離した跡を示す），鈍的剝離を外側に進める．ここからバンドル後方の上顎結節に向けて骨膜切開を電気メスで行う．バンドル後縁に沿った縦切開と翼突歯槽切痕（下向き矢印）に沿った横切開からなるL字型切開を行っている（黒点線）．この時，縦切開が外側へ向かうと，切開が第二乳臼歯の歯胚に入るため注意を要する．上顎結節の骨面を露出し（図23：矢印），バンドルを骨面から骨膜下で十分に剝離する（図24）．この操作によって，口蓋粘膜骨膜弁は片側で3～4 mm程度の可動性を得る．両側に行うことで大きな減張効果となる．

内視鏡の導入によって，術野を得る目的での上顎結節内側への減張切開が必要なくなり，減張切開を要する症例の割合が大幅に減少した．一方で，内視鏡導入前後での手術時間および出血量に

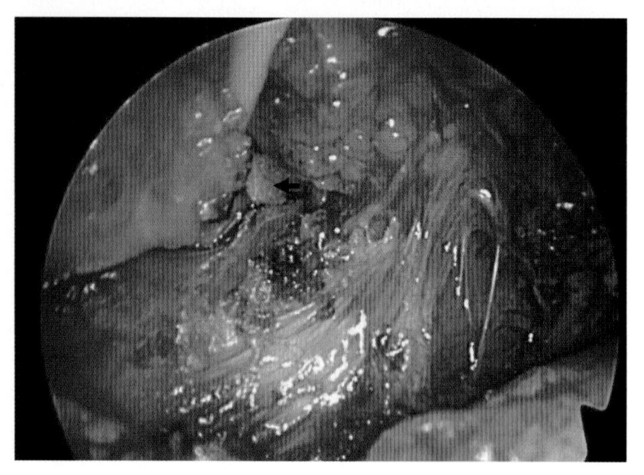

図 23.

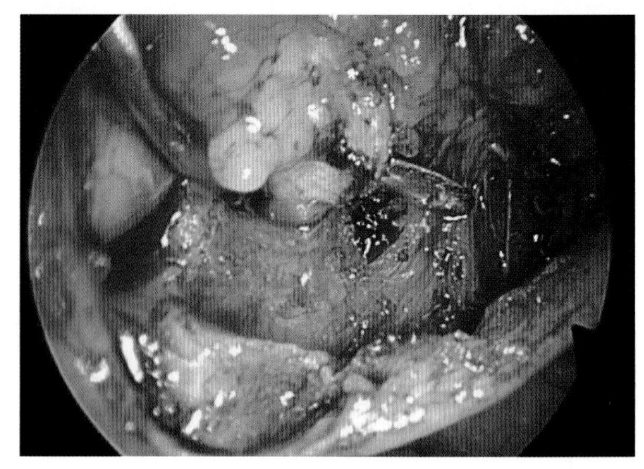

図 24.

は著明な変化は認めなかった[10].

この術式の適応となる口蓋裂形成術の術式として，pushback 法や two-flap 法といったバンドル外側に切開を加え粘膜骨膜弁を広く挙上する手術では有用性が小さい．Furlow 法，IVVP といった内側の披裂縁切開から外側へ覗き込むような術野でバンドル周辺を剥離する術式に効果がある．

硬口蓋形成術

軟口蓋形成術から約 6 か月後に硬口蓋形成術を行う．その間に口腔内プレートの装着は行わず，離乳食その他の生活上の制限も生じない．口蓋の成長とともに，多くの症例で硬口蓋の未手術裂部の裂幅が狭くなる[1]．このため，硬口蓋形成術後に口腔-鼻腔瘻孔がほとんど生じない．

手術は口蓋側から唇側まで全面の閉鎖を行う．口蓋側では口腔側と鼻腔側の粘膜骨膜弁による 2 層閉鎖を行うが，顎裂部の唇側面は片側裂と両側裂で対応を変えている．片側裂症例では，患側セグメント唇側から挙上した粘膜骨膜弁で顎裂の唇側をカバーする(図 1)．この時期に顎裂を骨膜で閉鎖すると術後に骨が新生される．2016 年に行った調査では，骨膜閉鎖を行った片側裂症例の 55.9%(n＝34)で，その後の顎裂部に十分な骨形成を認めたため，学童期の顎裂部骨移植術を行う必要がなかった．片側裂症例では術後の顎発育に影響を認めなかったため，この術式を継続している．両側裂症例でも骨形成は生じるが，顎発育への悪影響が明らかとなったため，現在両側裂症例では粘膜骨膜弁ではなく粘膜弁で顎裂唇側の閉鎖を行っている．

総合的な治療体系

最後に私たちの施設における口唇裂・口蓋裂治療の総合的な治療体系を示す(図 25)．最大の特徴は，口腔外科医，言語聴覚士，矯正歯科医が常に同じ診療室で診療を行っている点である．現在言語聴覚士はリハ・育療支援部門の所属となっているが，実質的に口蓋裂言語専属の言語聴覚士(常勤 2 名，非常勤 3 名)が診療室に常在する．この体制によって，個々の患児の治療方針を決定する際に，その場ですぐに各専門家の意見を集約することができる．私たちの治療の質を支える最も重要なチーム体制である．

おわりに

早期二期的口蓋形成術の最新の長期成績を振り返った上で，現在行っている手術について解説した．口唇裂・口蓋裂を持つ患児を長期に診させて頂く程，フラットで建設的なチームがどれほど重要かを痛感する．そして手術では初回手術が最も重要である．本稿がよりよい治療を行う上での一助となれば幸いである．

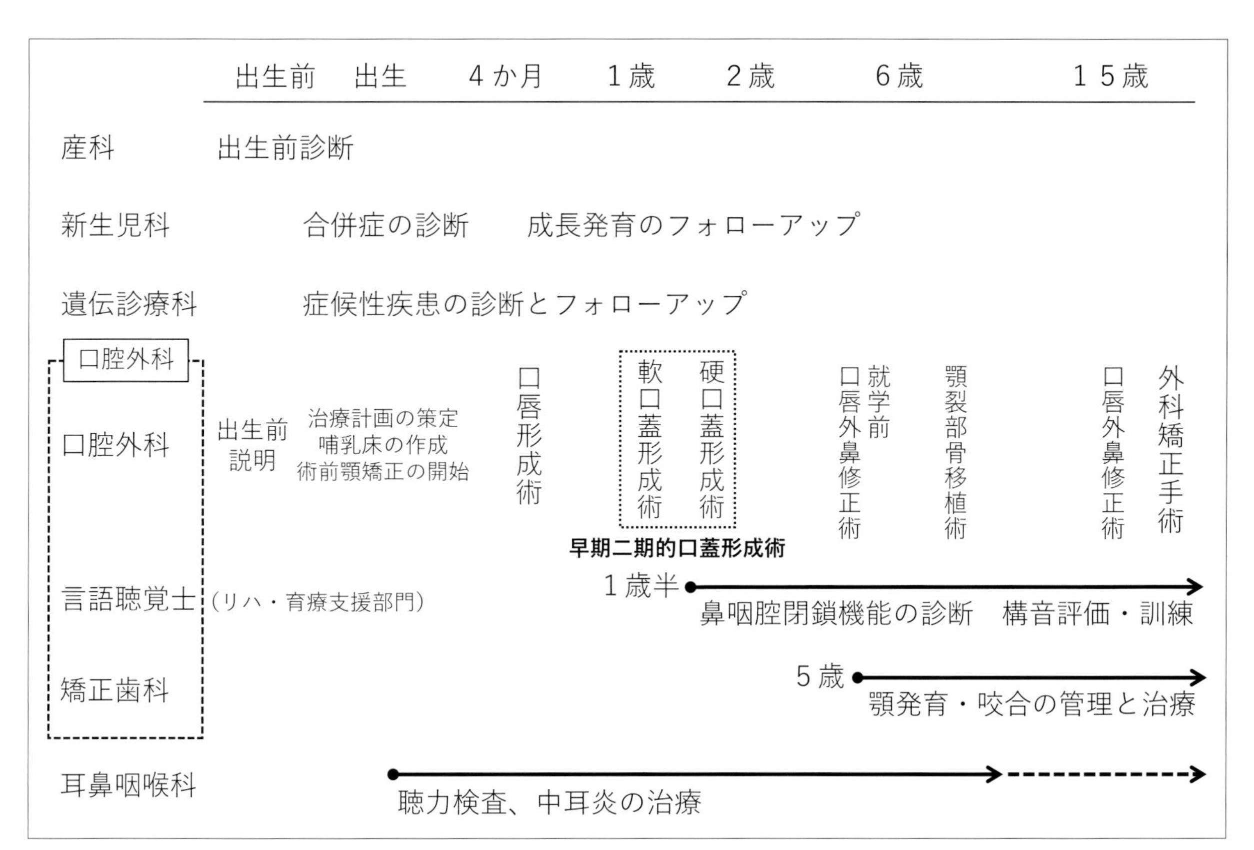

図 25. 総合的な治療体系

参考文献

1) Nishio, J., et al.：Early two-stage palatoplasty using modified Furlow's veloplasty. Cleft Palate Craniofac J. **47**：73-81, 2009.
2) Furlow, L. T. Jr.：Cleft palate repair by double opposing Z-plasty. Plast Reconstr Surg. **78**：724-738, 1986.
3) Witzel, M. A., et al.：Delayed hard palate closure：the philosophy revisited. Cleft Palate J. **21**：263-269, 1984.
4) Yamanishi, T., et al.：Effect on maxillary arch development of early two-stage platoplasty by modified Furlow technique and conventional one-stage palatoplasty in children with complete unilateral cleft lip and palate. J Oral Maxillofac Surg. **67**：2210-2216, 2009.
5) Yamanishi, T., et al.：Early two-stage double opposing Z-plasty or one-stage push-back palatoplasty?：comparisons in maxillary development and speech outcome at 4 years of age. Ann Plast Surg. **66**：148-153, 2011.
6) 日本コミュニケーション障害学会口蓋裂言語委員会：口蓋裂言語検査(言語臨床用). インテルナ出版, 2007.
7) Kriens, O. B.：An anatomical approach to veloplasty. Plast Reconstr Surg. **43**：29-41, 1969.
8) Sommerlad, B. C.：A technique for cleft palate repair. Plast Reconstr Surg. **112**：1542-1548, 2003.
9) Timbang, M. R., et al.：A systematic review comparing Furlow double-opposing Z-plasty and straight-line intravelar veloplasty methods of cleft palate repair. Plast Reconstr Surg. **134**：1014-1022, 2014.
10) Yamanishi, T., et al.：Endoscope-assisted greater neurovascular palatal bundle release in cleft palatoplasty. Int J Oral Maxillofac Surg. **50**：1571-1575, 2021.
11) Huang, M. H., et al.：Clinical implications of the velopharyngeal blood supply：a fresh cadaveric study. Plast Reconstr Surg. **102**：655-667, 1998.
12) 山西　整, 西尾順太郎：言語成績を上げるための口蓋裂手術の工夫. 日口外誌. **67**：696-702, 2021.

PEPARS No.186：66-73, 2022

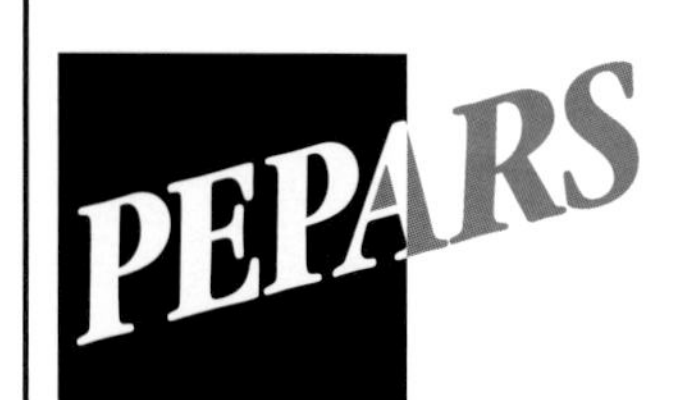

◆特集／口唇口蓋裂治療—長期的経過を見据えた初回手術とプランニング—

長期的経過を見据えた初回口蓋裂手術：Furlow 変法

彦坂　信[*1]　金子　剛[*2]

Key Words：口蓋裂(cleft palate)，長期的経過(long-term follow up)，Furlow 法(Furlow palatoplasty)，Furlow 変法(modified Furlow palatoplasty)，鼻咽腔閉鎖機能(velopharyngeal competence)，顎発育(jaw development)

Abstract　国立成育医療研究センター形成外科では初回口蓋形成術において，長期的に良好な鼻咽腔閉鎖機能を得るために，軟口蓋の延長と強固な筋束の再建を可能とするFurlow法を採用している．しかし原法通りの軟口蓋全体にわたる大きなZ形成は転位が難しいと考えられる．そこで当科ではFurlow変法として，Z形成を少し小さくして皮弁の転位を容易にすると同時に，切開が短くなることで外側領域での筋体の剥離が困難となる点については，外側切開を加えることで翼突鈎周囲へのアプローチを確保している．

口蓋裂の治療における主要なアウトカムは，鼻咽腔閉鎖機能と顎発育と言える．本稿では，当科で施行しているFurlow変法の詳細を述べ，現時点までに検討できた口蓋形成術後の鼻咽腔閉鎖機能について報告する．顎発育を含めたより長期的な術後成績については，今後も成長完了期までの経過観察を続け報告する計画である．

国立成育医療研究センターにおける治療計画

国立成育医療研究センターでは，口唇口蓋裂チームによるチーム医療を提供している．形成外科を中心とし，耳鼻咽喉科，歯科，リハビリテーション科言語聴覚士をコアメンバーとし，胎児診療科，新生児科，総合診療科，こころの診療部などと連携しながら，包括的なケアを提供している[1)](図1)．

近年は胎児診療科による出生前診断の機会が増え，2/3程度の症例については出生前に治療計画の説明を行っている．出生後，唇顎口蓋裂例，または1回の哺乳に30分以上を要する患児では，歯科によりHotz型口蓋床を作成している．また鼻柱短縮や鼻尖の傾斜など外鼻変形が強い患児では，歯科によりnasoaloveolar molding(NAM)を適用している．口唇裂は3か月齢～NAM適用例では6か月齢頃に，口蓋裂は1歳以上・体重9 kg以上で，顎裂は永久犬歯または側切歯がある場合にはその萌出直前に手術を行っている．ただし顎裂骨移植については，その後の歯科矯正や症例によってはインプラント植立など，歯科による一貫的治療が必要と考え，他院で手術が困難な心臓疾患の合併例などは除き，他院歯科・口腔外科施設に依頼していることが多い．

耳鼻咽喉科は口蓋裂の合併例では出生後早期から診療を開始している．滲出性中耳炎を認める場合には，早ければ口唇裂手術に合わせて鼓膜チューブ挿入術を行っている．

小児歯科は顎裂・口蓋裂合併例を診療し，乳児期にはHotz型口蓋床やNAMの作製・調整のほか，口唇テーピングの指導などを担当し，その後も齲歯の予防・管理を担う．混合歯列期までには

*1 Makoto HIKOSAKA，〒157-8535　東京都世田谷区大蔵2-10-1　国立成育医療研究センター小児外科系専門診療部形成外科，診療部長
*2 Tsuyoshi KANEKO，同

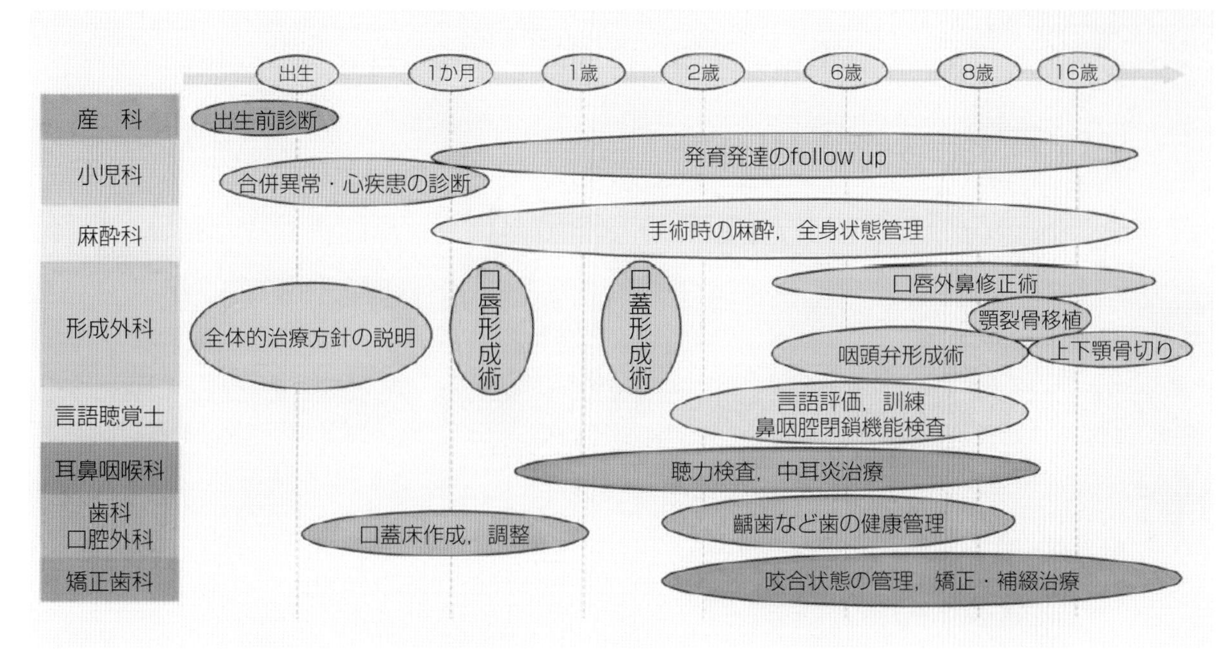

図 1. 国立成育医療研究センターにおける口唇口蓋裂の治療計画

矯正歯科の受診を開始し，咬合の管理・矯正を担当する．なお歯科矯正については，マンパワーと患者・家族の通院の利便性を考え，口唇口蓋裂の治療経験が豊富な矯正歯科開業医に積極的に紹介している．

リハビリテーション科言語聴覚士は，口蓋裂合併例では口蓋形成術に先立つ1歳時に初診し，言語発達の評価のほか，言語発達を促す生活上の注意点の指導などを家族に行っている．口蓋形成術後は2歳を目安に診療を開始し，以後は体格の成長が完了し鼻咽腔閉鎖機能が安定すると考えられる15歳までを目安に，言語評価・訓練を行っている．

形成外科の通院は，顔面の成長が完了した後も訴えに応じて治療を続け，20歳を目安にいったん終診としている．

口蓋裂の長期的な術後成績における課題

1．鼻咽腔閉鎖機能

口蓋形成術後の鼻咽腔閉鎖機能は，正確な評価が可能となる就学前頃には比較的良好な状態にあっても，成長に伴い鼻咽腔が拡大しアデノイドが退縮することで，徐々に低下することが報告されている．朴らは157例の片側および両側唇顎口蓋裂例の縦断的な検討で，4歳時には良好88%，ごく軽度不全4%，軽度不全3%，不全5%であったのに対し，16歳時には良好57%，ごく軽度不全36%，軽度不全6%，不全1%と，良好例が減少しごく軽度不全例が増加していたと報告している[2]．木村らも40例の片側および両側唇顎口蓋裂例の縦断的な検討で，同様の傾向があったことを報告している[3]．

2．顎発育

口唇口蓋裂患者の3～70%に反対咬合を生じ，外科的矯正が適応になると報告されている[4]．口蓋裂の未手術例では上顎の劣成長を認めないことから，口蓋裂術後の上顎劣成長は，手術侵襲による瘢痕などが主因と考えられている．術式の違いでは，上顎劣成長の程度は硬口蓋前方に粘膜欠損を残し強い瘢痕化をきたすpush-back法で強いと報告されている．手術時期の違いでは，口蓋形成術の時期が遅いほど顎発育には有利であり，早いほど鼻咽腔閉鎖機能と異常構音の点では有利になると考えられている[5]．

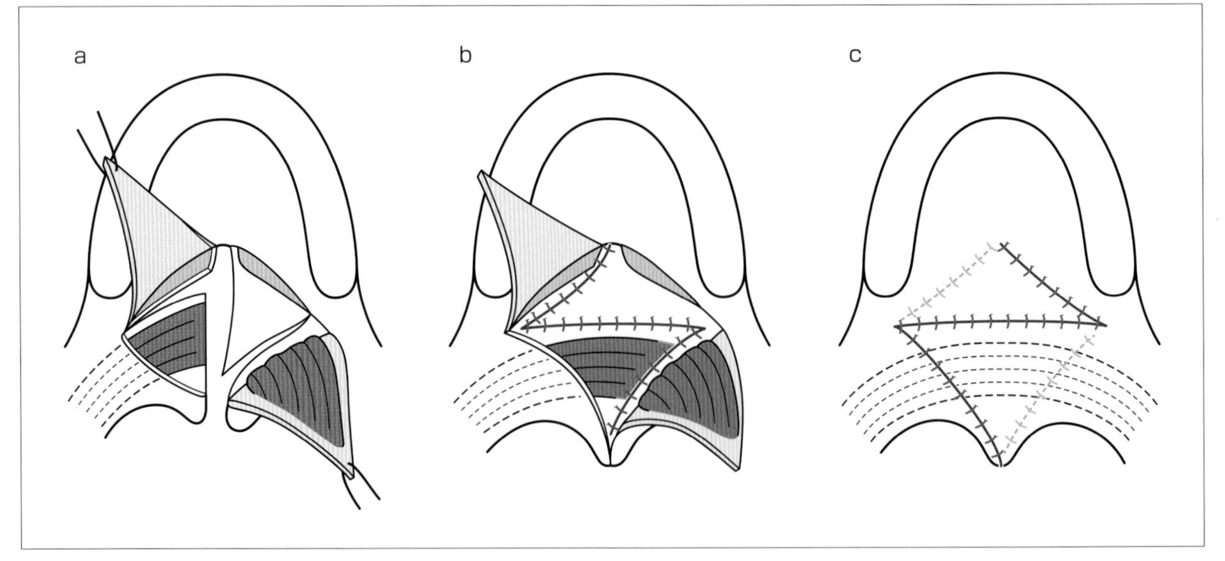

図 2. Double-opposing Z-plasty

a：口蓋側では左側で後方茎の三角弁に筋体を付着させて筋粘膜弁とし，右側は口蓋側の前方茎の粘膜弁を挙上する．鼻腔測では右側で後方茎の三角弁に筋体を付着させて筋粘膜弁とし，左側は前方茎の粘膜弁とする．

b：鼻腔側を縫合したところ

c：口蓋側を縫合したところ．2層で互い違いに筋層を取り込んだZ形成を行うことで，筋束の再建を行う．

口蓋裂の手術における要点

口蓋裂の治療の目標は，良好な鼻咽腔閉鎖機能と顎発育と言える．良好な鼻咽腔閉鎖機能を得るためには，口蓋を延長して鼻咽腔を狭小化することと，口蓋帆挙筋をはじめとした筋束を再建して口蓋の挙上運動を獲得することが重要である．特に口蓋帆挙筋の再建においては，硬口蓋後端に異常付着して前後方向に走行している左右の筋体を，十分に剝離して後方かつ正中に授動し，緊張を持たせて縫合することで，左右方向に走行する筋束を形成することが重要である．

良好な顎発育を得るためには，手術法の工夫により侵襲や瘢痕化をできるだけ小さくして顎発育への悪影響を最低限にしつつ，良好な言語機能を獲得できるような手術時期を選択することが求められる．

Furlow 変法について

以上の課題を解決するための要点を踏まえ，国立成育医療研究センターでは設立当初より，Furlow 変法を施行してきた．

Furlow 法は1986年にFurlowにより発表された口蓋裂に対する術式である．軟口蓋の double-opposing Z-plastyと称される，鼻腔側粘膜と口蓋側粘膜で互い違いに筋層を取り込んだZ形成を行うことで，筋束の再建を行うものである(図2)．Z形成の延長効果により軟口蓋を延長して鼻咽腔を狭小化させ，位置の変換効果により筋束を縦向きから横向きに，かつ後方へ転位させて縫合する．軟口蓋の延長と筋束の後方・横方向での再建が可能な本術式は，良好な鼻咽腔閉鎖機能と顎発育が得られると考えられている．また縫合線が重なり合わないために，口蓋瘻孔の発生率が低いとされている[6]．

Furlowは本術式が全ての裂型に適応可能であり，外側切開を要することは稀であるとしたが，実際には原法通りの軟口蓋の大きなZ形成だけでは皮弁の転位が難しく，多くの施設では軟口蓋裂に限定して施行されているのが実情と考えられ

表 1．Furlow の原法と変法の違い

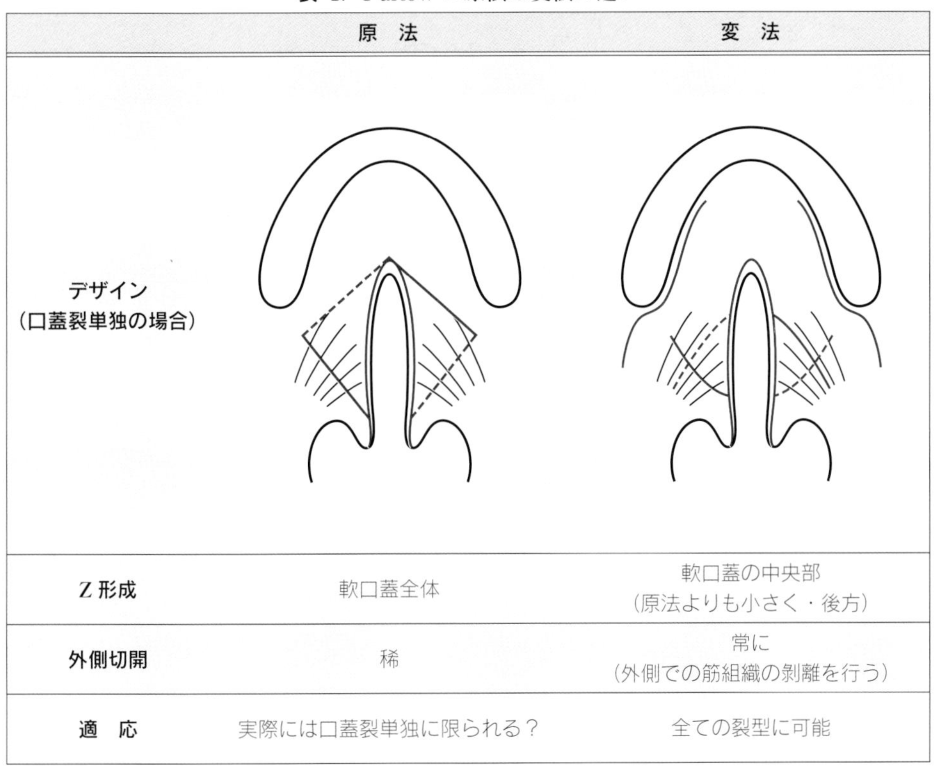

	原　法	変　法
デザイン（口蓋裂単独の場合）		
Z 形成	軟口蓋全体	軟口蓋の中央部（原法よりも小さく・後方）
外側切開	稀	常に（外側での筋組織の剥離を行う）
適　応	実際には口蓋裂単独に限られる？	全ての裂型に可能

る．Randall らは 100 例程度の経験から，外側切開が全例ではないものの必要である点を指摘している[7]．

Z 形成では，左右方向の短縮と引き換えに前後方向の延長が行われる．Furlow 法の軟口蓋全体にわたる大きな Z 形成では，切開が軟口蓋の外側領域ぎりぎりまで達するため，伸展できる軟部組織が Z 形成の外側で不足し，左右方向への短縮が得られず皮弁の転位が困難であり，軟口蓋の延長効果も得られにくい．

そこで当科では，Furlow 変法として原法よりも Z 形成を小さくし，かつ後方に移動させた．Z 形成の両外側に軟口蓋の軟部組織を残し，この部分の伸展作用により，皮弁の入れ替えを容易にしている．

切開が短くなることにより，外側領域，特に翼突鉤周囲への手術操作が困難になる．そこで外側切開を加え，硬口蓋後端に異常付着した筋体を剥離・授動するアプローチを確保した．また外側切開は，正中方向への授動を可能にし，Z 形成をより一層容易にする効果を持つ（表 1）．

当科では初回口蓋形成術において全ての裂型に Furlow 変法を適用している．ただし重度の発達遅滞を伴う場合など，鼻咽腔閉鎖機能の改善による音声言語の獲得を主たる目的としない症例においては，手術時間の短縮と侵襲の低減化を目的に，intravelar veloplasty 法を施行している．

Furlow 変法の実際

1．デザイン

軟口蓋の Z 形成は，1 辺を 1.5 cm 弱と Furlow の原法よりも少し小さく後方にデザインする．口蓋後端の外側部分～翼突鉤にアプローチできるように，歯槽の舌側縁から後臼部をまわって軟口蓋に至る外側切開を加える．

口蓋裂単独および粘膜下口蓋裂では，前方を切開せずに双茎弁とする von Langenbeck に準じたデザインとしている．唇顎口蓋裂では，一次口蓋の粘骨膜を含めない two flap palatoplasty に準じたデザインとしている．患側（lesser segment）の

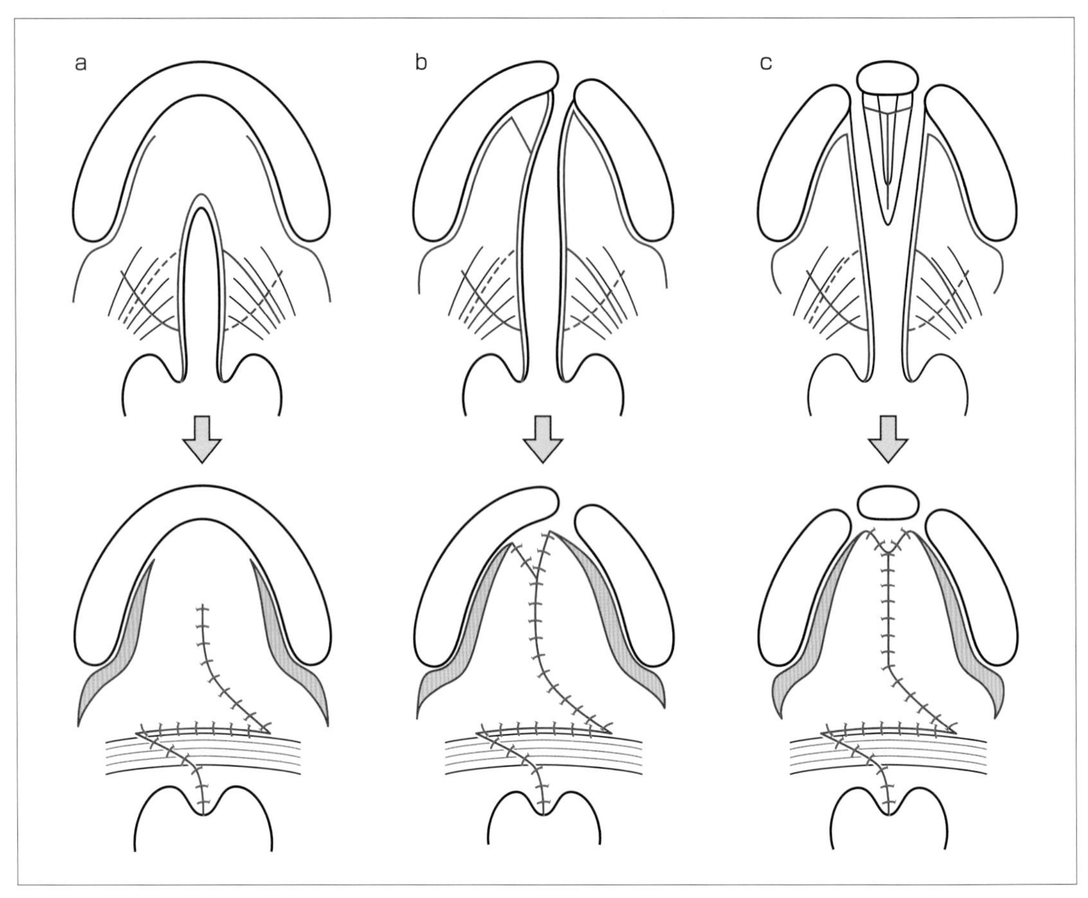

図 3. Furlow 変法のデザイン
a：口蓋裂単独　b：片側唇顎口蓋裂　c：両側唇顎口蓋裂

口蓋側粘骨膜弁は正中側へ裂部に移動し，鼻腔側粘膜の縫合部を被覆して，瘻孔発生を予防するようにしている．鼻腔側粘膜の閉鎖のために，必要に応じて鋤骨から粘骨膜弁を挙上する vomer flap も使用している(図 3)．

2．切開・剝離

硬口蓋では粘骨膜弁を挙上する．大口蓋動静脈は血管茎として温存し，十分に延長して皮弁の可動性を高める．

裂縁および外側の切開から，硬口蓋後端に異常付着した筋体を剝離して後方へ授動する．筋体や口蓋腱膜は硬口蓋後端から主にバイポーラで焼灼・切断して外し，口蓋帆張筋腱は翼突鉤からラスパを用いて後方へ脱転させる．続いて硬口蓋後端から数 mm 後方まで，鼻腔側粘膜からメッツェンバウム剪刀を用いて筋体を剝離・挙上する．こうすることで，口蓋帆挙筋・口蓋咽頭筋・口蓋腱膜などの軟口蓋の筋組織を一塊にして後方へ授動している．

この時点で，硬口蓋組織が剝離授動され組織が動員されることで軟口蓋組織は後方化し，筋体は硬口蓋後端から剝離され後方へ授動される．この位置で筋体を取り込むように，Z 形成をデザインし直す．通常は当初のデザインよりも数 mm 後方になることが多い．

軟口蓋では double-opposing Z-plasty を行う．なお三角弁先端の血流障害や脆弱性を回避する目的で，切開はわずかに弧状とし，頂点の角度は約 80° に鈍化させている．

3．縫　合

縫合は鼻腔側粘膜，筋層，口蓋側粘膜の順に進める．筋体は，できるだけ外側部分に糸をかけることで重ね合わせるように縫合し，緊張を持たせた筋束の再建と，縫合部の減張を図っている(図4)．

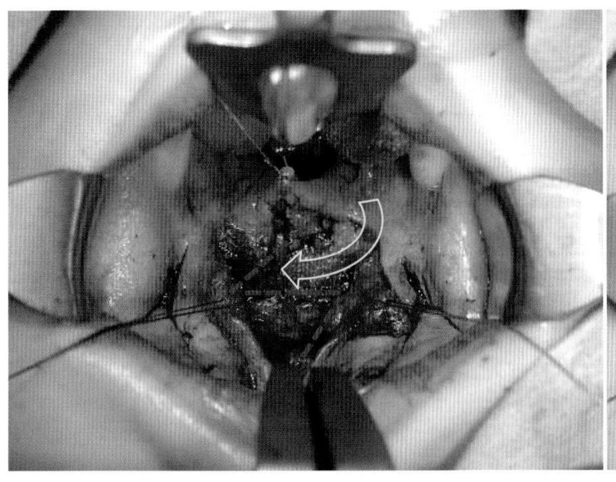
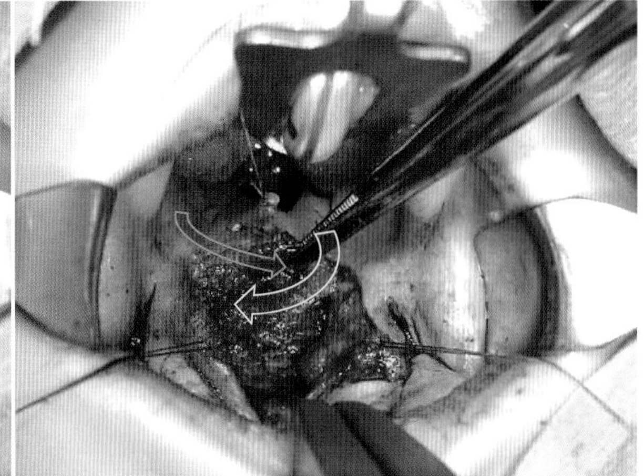

a|b

図 4. 筋層の縫合
a：鼻腔側を縫合後，筋層の縫合前．赤点線：鼻腔側の縫合線．黄色矢印；左側からの筋束．Z 形成により左右方向に転位されている．
b：右側の筋粘膜弁を牽引して筋束(青矢印)を重ね合わせたところ．この位置で筋体を縫合し，強固な筋束を形成する．

唇顎口蓋裂では，口蓋側粘骨膜弁を前方の歯槽および剝離挙上せずに残した一次口蓋部分の粘骨膜に縫合する．こうすることで，口蓋前方に粘膜欠損を残さないようにする．

縫合終了時には軟口蓋の延長効果により，口蓋垂は咽頭後壁に接していることが多い．

外側切開により生じた粘骨膜欠損部は，粘膜を可及的に縫縮してから，人工真皮(テルダーミス®，オリンパステルモバイオマテリアル)を貼付する．創部の保護と人工真皮の固定を目的に，硬口蓋～Z 形成の中間脚に非固着性シリコンガーゼ(トレックス® ガーゼ，富士システムズ)を軟組織接合用接着剤(アロンアルファ A「三共」®，第一三共)で接着固定している．

4．術後管理

術後は創部の安静および呼吸管理のため，鎮静・挿管で ICU 管理を行っている[8]．手術終了後，手術室にて気管チューブを経鼻に入れ替え，対側の鼻孔から経鼻胃管を挿入して，ICU に移動する．通常，翌日に覚醒・抜管し，その翌日に一般病棟に移る．栄養は創部の安静目的に，術後 3 日目まで経鼻胃管から栄養剤を注入し，4 日目に経鼻胃管を抜去してペースト食を開始する．術後 7 日目に退院する．

術後 3 週間は，腫脹や出血を予防するためにできるだけ安静に過ごすように指導している．創部の安静を保つため，この期間はペースト食とし，指しゃぶりやおもちゃを口にくわえることがないように，肘関節を伸展固定する抑制筒を適宜使用するように指導している．

退院後の外来は術後 3 週目とする．シリコンガーゼは術後 2～3 週間で自然脱落するが，この時点で口蓋にシリコンガーゼが付着している場合には除去している．また安静度，食種など日常生活の制限を解除している．

Furlow 変法術後の成績

1．言語機能

当科で 2002 年 6 月から 2015 年 3 月までに Furlow 変法による初回口蓋形成術を行った 227 名のうち，中等度以上の精神発達遅滞例(知能指数または発達指数 70 以下)，通院中断例，言語評価時に術後 6 か月に満たない症例，評価年齢の 4 歳 7 か月未満の症例を除いた 95 名(男児 43 名，女児 52 名)の，4 歳 7 か月から 5 歳 6 か月時点での言語機能を評価した．裂型は両側唇顎口蓋裂 13 名，片側唇顎口蓋裂 36 名，口蓋裂単独 34 名，粘膜下口蓋裂 12 名であった．鼻咽腔閉鎖機能は良好 65 名，ごく軽度不全 27 名，軽度不全 3 名であり，不全例は認めなかった．実用的なコミュニケーションで支障がないと判断される上位2群で92名(97%)を占めていた．鼻咽腔閉鎖機能に関連する異常構音は3名(3%)に認めた．1名(1%)に閉鎖術を要する瘻孔を認めた[9)]．

我々とほぼ同様な術式を行っているJacksonら[10)]は92%で実用的なコミュニケーションに支障がない鼻咽腔閉鎖機能が得られたと報告している．本邦でのFurlow(変)法による一期的口蓋形成術後の鼻咽腔閉鎖機能について，秦ら[11)]，木村ら[12)]，土佐ら[13)]は，3段階評価でそれぞれ良好76%，82%，81%と報告している．評価時年齢や除外基準などの違いがあり単純な比較はできないものの，当科における5歳前後の鼻咽腔閉鎖機能は他施設と比べて概ね同等から良好と考えられた．

当科にてより長期的な言語成績を検討するため，8歳以後に再度言語評価ができた49名から，軽度不全を改善するために咽頭弁形成術を施行した2名を除外した47名を対象に，鼻咽腔閉鎖機能を評価した．性別は男児26名，女児21名であり，裂型は両側唇顎口蓋裂7名，片側唇顎口蓋裂20名，口蓋裂単独13名，粘膜下口蓋裂7名であった．5歳より後の評価時年齢は平均10歳5か月(範囲8歳1か月～13歳11か月)であった．鼻咽腔閉鎖機能は，5歳時が良好36名(76%)，ごく軽度不全10名(21%)，軽度不全1名(2%)に対し，8歳以上時点では良好24名(51%)，ごく軽度不全21名(45%)，軽度不全2名(4%)であった．

他施設での検討でも，16～20歳時の鼻咽腔閉鎖機能は良好とごく軽度不全を合わせて90%以上が維持され，大部分の患者では実用的なコミュニケーションには支障がないと考えられるものの，良好例が減少しごく軽度不全例が増加することが報告されている[2)3)]．

当科では，長期的に良好な鼻咽腔閉鎖機能を確保するために，軟口蓋の延長と強固な筋束の再建を重視し，Furlow変法を採用しているが，その長期的な言語成績はさらなる検討を要すると考えている．

2．顎発育

Furlow法は，硬口蓋前方に粘膜欠損を残さず，口蓋外側の切開も不要なことから，良好な顎発育が得られると報告されている．当科で行っているFurlow変法では，外側切開を加えているため，顎発育に悪影響を与える可能性が考えられるが，外側部分へのアプローチを可能とし硬口蓋後端から十分に筋体を剝離できるメリットを重視し，本法を採用している．

当科でのFurlow変法とほぼ同様な術式を行っているJacksonらは，全体の14%の患者にLe Fort Ⅰ型骨切りが必要であったと報告している．これは他の治療施設と同様であり，本術式が顎発育に大きな悪影響を及ぼさないと述べている[10)]．

国立成育医療研究センターでは，歯科矯正治療は患者の近医矯正歯科に積極的に紹介しており，センター内歯科では評価を行っている．顔面の成長完了後の顎発育の評価は今後の課題であり，現在検討を進めている．

結　語

Furlow法は，軟口蓋の延長と強固な筋束の再建を可能とし，顎発育への悪影響や口蓋瘻孔の発生率を低減する優れた術式として知られている．一方で，原法通りの軟口蓋全体にわたる大きなZ形成は転位が難しく，適応できる裂型は限られるのが実情と考えられる．Z形成を少し小さくし，外側切開を加えるFurlow変法は，全ての裂型に適応できる術式である．Furlow法の利点を生かし，長期的に良好な鼻咽腔閉鎖機能と顎発育が期待される．本稿では現時点までの当科での経験を述べた．今後も成長完了期までの経過観察を続け，より長期的な結果を報告する計画である．

参考文献

1）彦坂　信，金子　剛：口唇裂・口蓋裂の治療法．周産期医学．**46**：869-872，2016．
2）朴　修三：口蓋裂術後の長期言語成績　4歳から16歳までの言語成績の変化と16歳時の言語成績

について．日形会誌．**34**：92-97，2014.
Summary　157 例を対象とした 16 歳までの鼻咽腔閉鎖機能の経時的変化を報告している．
3）木村智江ほか：口蓋裂初回手術後から成人期までの長期経過観察．日口蓋誌．**41**：8-16，2016.
Summary　40 例を対象とした 20 歳までの鼻咽腔閉鎖機能の経時的変化を報告している．
4）Cash, A. C., Cobb, A. R. M.：Orthognathic Surgery in the Patients with Cleft Lip and Palate. Orthognathic Surgery：Principle, Planning and Practice. Naini, F. B., Gill, D. S., ed. 796-812, Wiley Blackwell, West Sasex, 2017.
5）Shi, B., Losee, J. E.：The impact of cleft lip and palate repair on maxillofacial growth. Int J Oral Sci. **7**：14-17, 2014.
Summary　口蓋形成術が顎発育に与える影響に関して網羅的に記述したレビューである．
6）Furlow, L. T. Jr.：Cleft palate repair by double opposing Z-plasty. Plast Reconstr Surg. **78**：724-738, 1986.
Summary　Furlow 法が最初に報告された文献である．
7）Randall, P., et al.：Experience with the Furlow double-reversing Z-plasty for cleft palate repair. Plast Reconstr Surg. **77**：569-576, 1986.
Summary　Furlow 法を 100 例以上で追試した報告である．
8）大原博敏ほか：当院における口蓋形成術の周術期合併症に関する検討．日形会誌．**29**：461-467, 2009.
9）西垣宏美ほか：Furlow 変法による初回口蓋形成術後の言語成績．日形会誌．**37**：138-146, 2017.
10）Jackson, O., et al.：The Children's Hospital of Philadelphia modification of the Furlow double-opposing-Z-palatoplasty：30-year experience and long term speech outcomes. Plast Reconstr Surg. **132**：613-622, 2013.
Summary　Furlow 法に変更を加えた術式の言語成績を 500 例以上を対象として詳細に報告している．
11）秦　維郎ほか：Furlow 法による口蓋形成術後成績─手技と獲得言語成績について．形成外科．**38**：707-714，1995.
12）木村智江ほか：Furlow 法による口蓋裂初回手術後の言語成績─pushback 法との比較─．日口蓋誌．**25**：277-285，2000.
13）土佐泰祥ほか：軟口蓋裂に対する Furlow 法．形成外科．**54**：983-989，2011.

PEPARS No.186：74-84, 2022

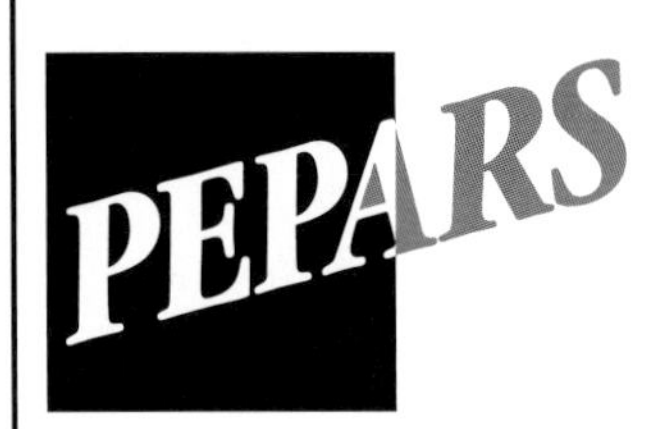

◆特集／口唇口蓋裂治療―長期的経過を見据えた初回手術とプランニング―

長期的経過を見据えた初回口唇口蓋裂手術：術前顎矯正プレートを用いた口唇裂・顎裂・口蓋裂同時手術

小林眞司[*1]　平川　崇[*2]

Key Words：片側唇顎口蓋裂(unilateral cleft lip and palate), 術前顎矯正治療(pre-surgical orthodontic treatment), 歯槽歯肉骨膜形成術(gingivoperiosteoplasty), ファーラー法(Furlow method), 口唇・顎・口蓋形成術(one-stage surgery)

Abstract　我々の唇顎口蓋裂に対する治療法は，術前顎矯正治療法(PSO)後の歯槽口蓋形態に依存して手術手技を決定している．

顎裂・口蓋裂幅が狭い場合は，口唇・顎・口蓋形成術(OSS)を同時に行い，その後の反対咬合に対して上顎前方牽引治療(MPA)が行われた．2008年から5年間の連続58症例に対してOSSが行われた症例は52例(89.7%)であった．4歳時でほとんどの症例は前歯反対咬合であったが，MPAにより改善した．骨移植術の適応は22例(42.3%)であった．鼻咽腔閉鎖機能はOSS群で良好・ごく軽度不全が48例(92.3%)であった．本治療法は手術回数が少なく，顎発育・言語の結果は均一化する傾向があることが長所であるが，PSOに起因する反対咬合に対しMPAを必要とすることが短所である．本治療法の最終結果は成長終了を待って判断される．

はじめに

近年，唇顎口蓋裂においても出生前診断が増加しており，形成外科医には産科医による告知後の説明が求められている．その施設での治療の特徴や具体的な内容，さらには長期的な全体的治療方針を丁寧にわかりやすく説明する必要がある(図1)．

治療の進歩では，nasoalveolar molding (NAM)[1)2)]などの術前顎矯正治療法(pre-surgical orthodontic treatment；PSO)が唇顎口蓋裂の手術術式に大きな影響を与えてきた．PSOにより顎裂幅を狭くすることで歯槽歯肉骨膜形成術(gingivoperiosteoplasty；GPP)が可能となった．しかし，PSOでどの程度まで歯槽形態を整えるか，あるいはGPPの上顎骨に対する成長抑制などが懸念されている[3)~5)]．

我々の施設での唇顎口蓋裂に対する治療法は，乳児期のPSOから始まり矯正後の歯槽口蓋形態に依存して手術手技を決定するという考えである．片側唇顎口蓋裂(unilateral cleft lip and palate；UCLP)に対しての我々の治療法，手技および中期結果を報告する．

方　法

まずPSOにより歯槽・口蓋形態を狭小化し，手術後にMPAを含めた矯正歯科治療により改善させるという考えである[6)]．基本的に左右歯槽は接触させるように努める(図2)．2008年から5年間に治療を行った合併症のない連続したUCLPを対象とした．今回の症例は，鼻形態改善のためのnasal stentは一部の症例を除き装着されていない．治療の流れは，PSO後に顎裂幅(左右歯槽頂の距離)と口蓋裂幅(後鼻棘の位置)によりGroup

[*1] Shinji KOBAYASHI, 〒232-8555　横浜市南区六ツ川2-138-4　神奈川県立こども医療センター形成外科，部長

[*2] Takashi HIRAKAWA, 〒221-0056　横浜市神奈川区金港町5-36東興ビル3F　ひらかわ矯正歯科，院長

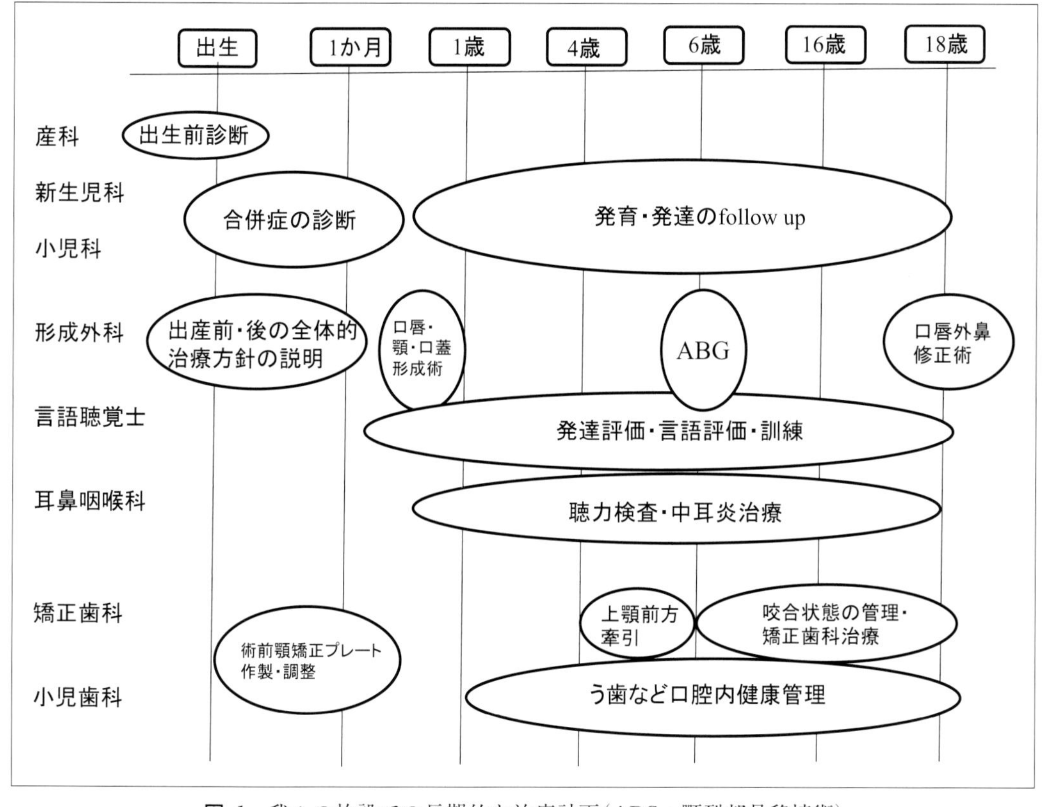

図 1．我々の施設での長期的な治療計画（ABG；顎裂部骨移植術）

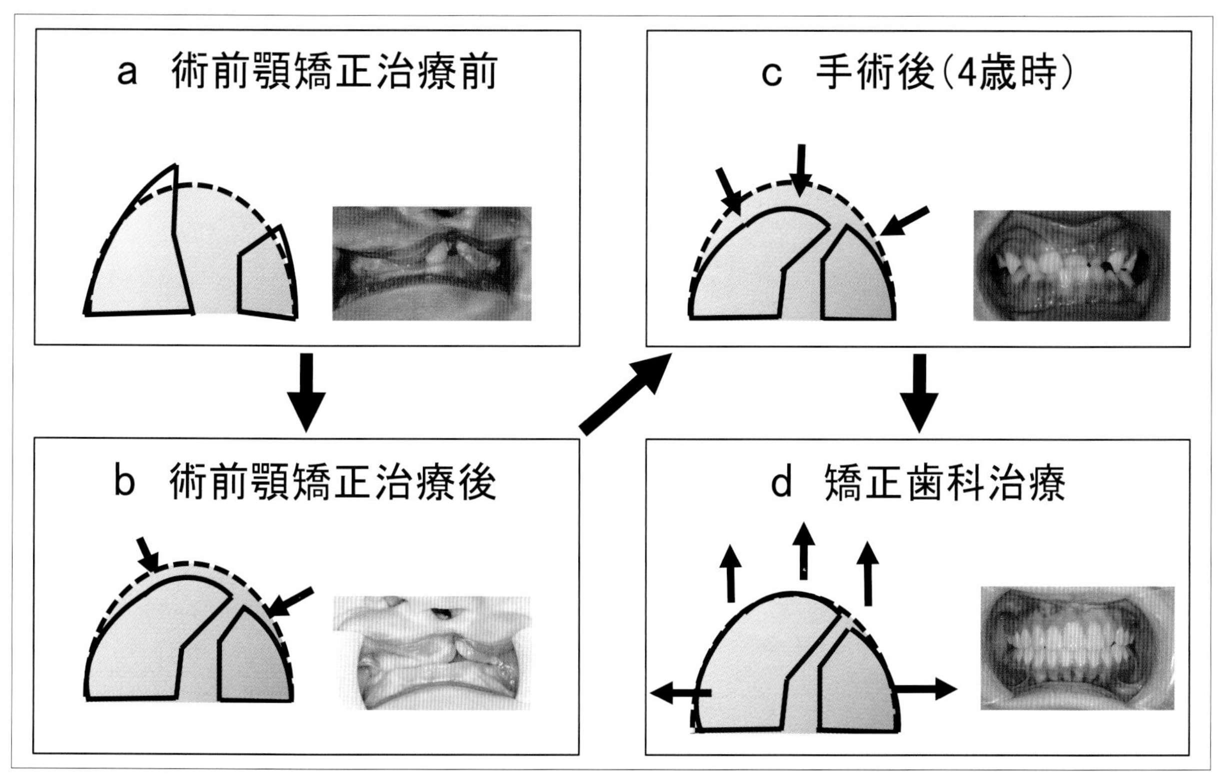

図 2．術前顎矯正治療に対する考え方

a：術前顎矯正治療前．上下顎顎堤は正常かもしくはやや上顎顎堤が突出している．

b：術前顎矯正治療後．顎裂幅は狭くなり上顎顎堤は後方位にある．

c：手術後（4 歳時）．披裂側乳前歯の反対咬合を認める．

d：歯科矯正治療．前方・側方拡大により咬合を改善する．

点線：仮定の正常上顎歯槽線

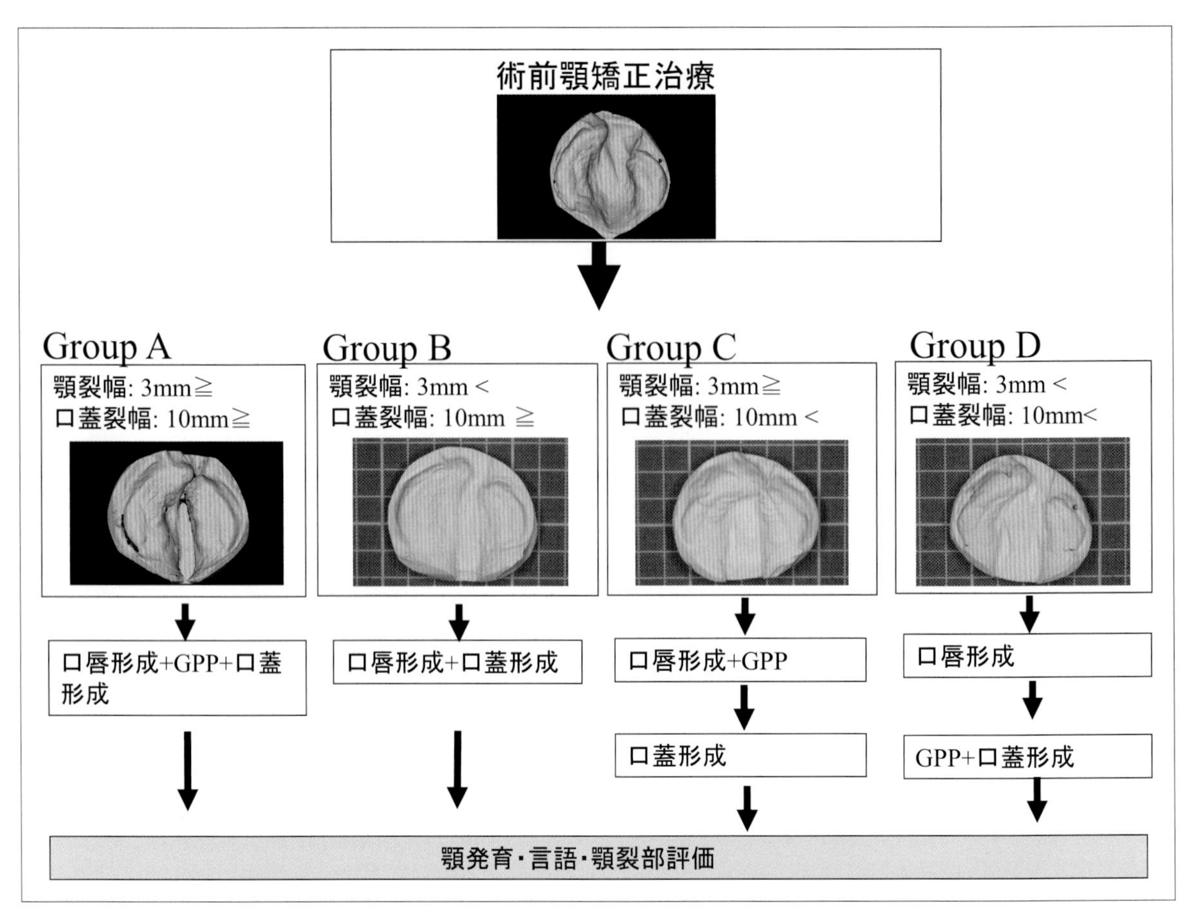

図 3. 片側唇顎口蓋裂の治療プロトコール
治療は術前顎矯正治療の結果に依存し，顎裂幅と口蓋裂幅により 4 グループに分けられる．(GPP；歯槽歯肉骨膜形成術)

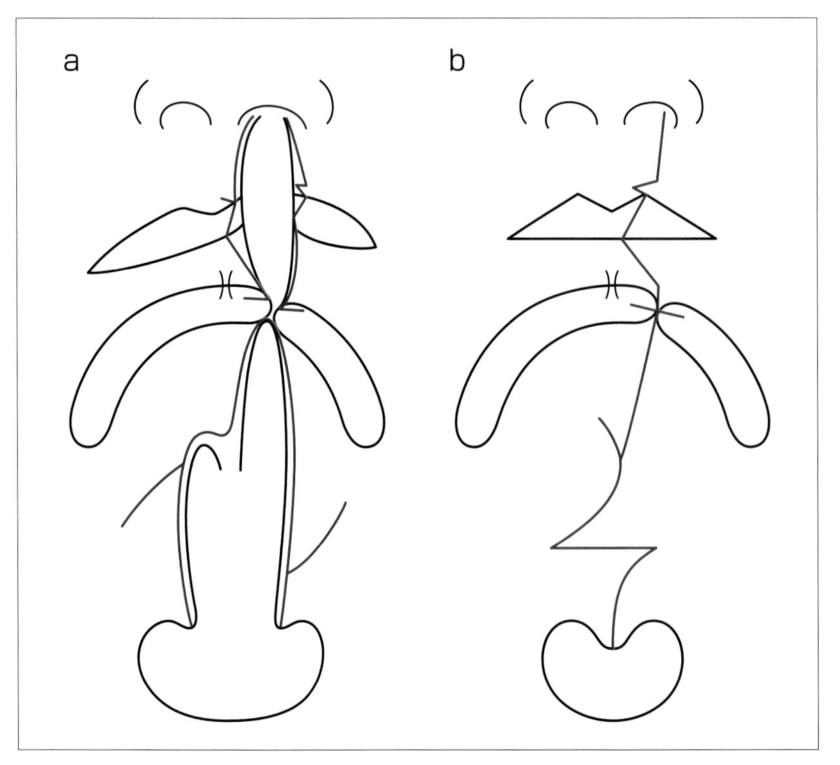

図 4.
口唇・顎・口蓋形成術の手術デザイン
a：切開線のデザイン．口唇形成術は小三角弁法にて行い，サイズは 2 mm 以下にする．
b：縫合後のデザイン

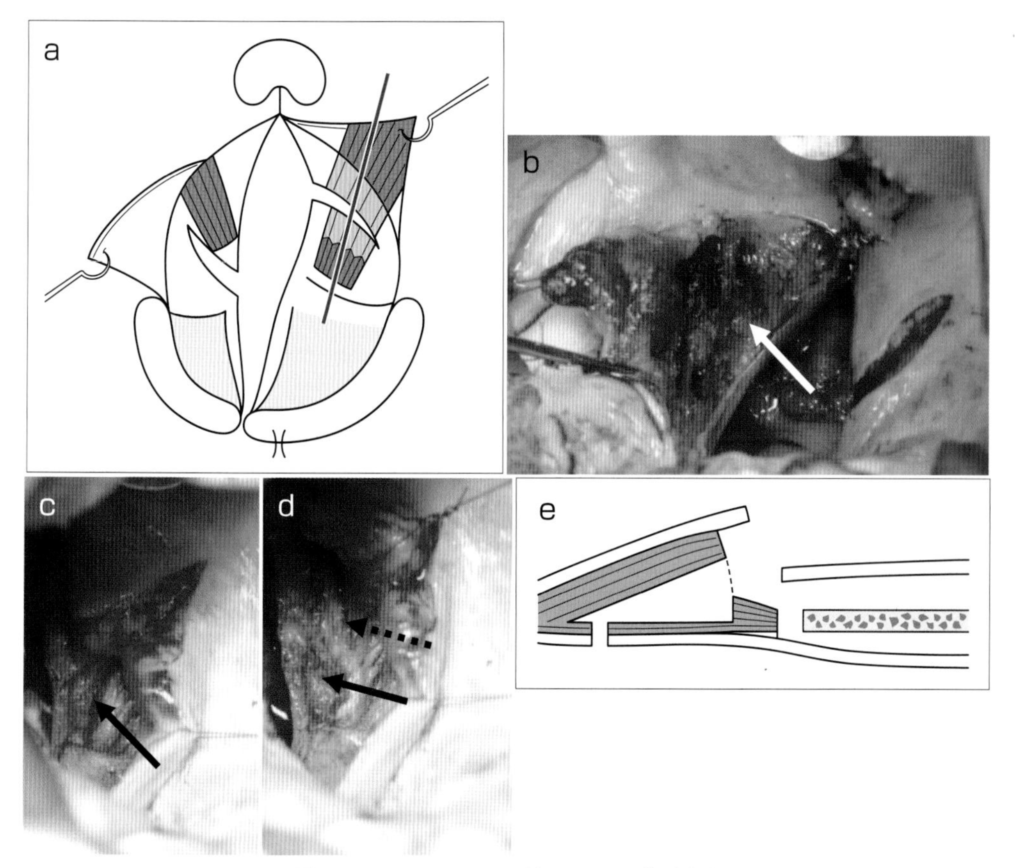

図 5-a〜e. ファーラー法による口蓋形成術

a：まず硬口蓋後端に付着する口蓋帆挙筋を露出する．鼻腔側粘膜弁の断面(図5-eの面に相当).
b：鼻腔側粘筋膜弁において硬口蓋後端に付着する口蓋帆挙筋を認める(白矢印).
c：鼻腔側粘膜弁において硬口蓋後端に付着する粘膜筋弁上の口蓋帆挙筋を認める(黒矢印).
d：鼻腔側粘膜弁の基部となる硬口蓋後端付近には全層で筋体を付け(黒矢印)，遠位部は厚さ1〜2 mm 程度を付ける(黒矢点線).
e：鼻腔側粘膜弁作製時の口蓋帆挙筋の断面図(文献 10 より引用)

A〜D の 4 つに分類される(図 3).

Group A：顎裂幅が 3 mm 以下かつ口蓋裂幅が 10 mm 以下である場合は，口唇形成術・顎(GPP)・口蓋形成術(one-stage surgery；OSS)を同時に行う(図 4)．奇形症候群などの合併症がある場合には，麻酔科と協議して決定される．

Group B：顎裂幅が 3 mm 超かつ口蓋裂幅が 10 mm 以下である場合は，口唇形成術と口蓋形成術が行われる．その後，就学前の 6 歳時に顎裂部骨移植術(alveolar bone graft；ABG)が行われる．

Group C：顎裂幅が 3 mm 以下かつ口蓋裂幅が 10 mm 超である場合は，口唇形成術と GPP が行われる．その後，口蓋形成術は 2 歳までに行われる．

Group D：顎裂幅が 3 mm 超かつ口蓋裂幅が 10 mm 超である場合は，口唇形成術のみが行われる．その後，口蓋形成術は 1 歳 6 か月〜2 歳に行われ，ABG は 6 歳時に行われる．口唇形成術は，小三角弁法が用いられる．小三角弁の一辺は 2 mm を超えないようにする．GPP は，ミラード型の粘骨膜剝離を最小限に抑えたデザインで行う[7]．口蓋形成術は，ファーラー法を行い，硬口蓋の裂幅が広い場合には鋤骨弁(vomer flap)を用いる[8)9)]．生後 6〜8 か月程度の患児にファーラー原法を用いると鼻腔側粘膜弁が壊死する可能性が高いため，鼻腔側粘膜弁にも弁基部に筋肉を付ける(図 5)[10]．さらに口蓋裂幅が広い場合や軟口蓋が短い場合には，頬筋粘膜弁(buccinator myomucosal flap；BMMF)を用いる[11)〜13)]．その後に，反対咬合をきたした症例は 4 歳から約 6 か月〜1 年

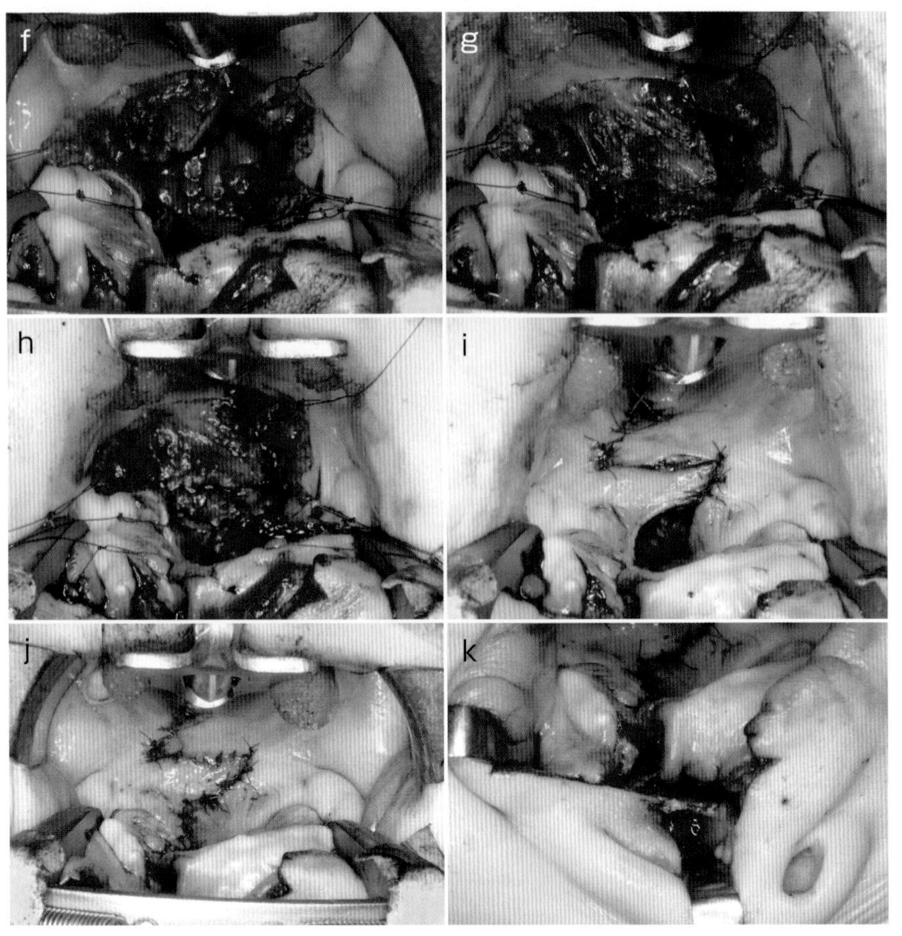

図 5-f～k.
ファーラー法による口蓋形成術
f：鼻腔側弁の展開
g，h：鼻腔側弁の縫合．口蓋帆挙筋の再建前
i，j：口腔側粘膜の縫合
k：GPP 前

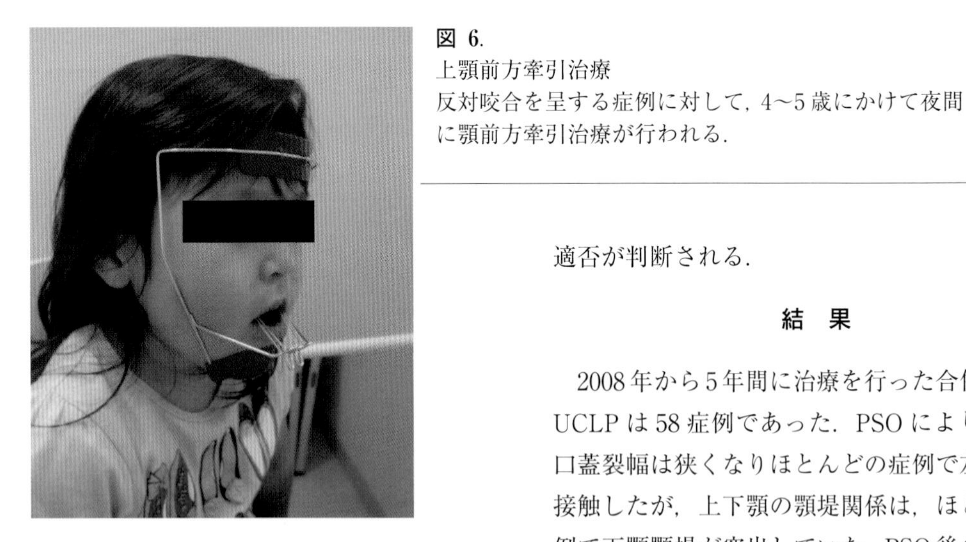

図 6.
上顎前方牽引治療
反対咬合を呈する症例に対して，4～5 歳にかけて夜間に顎前方牽引治療が行われる．

間にわたり，上顎前方牽引治療(maxillary protraction appliance；MPA)が行われる(図 6)．顎発育の評価は，4 歳から頭部 X 線規格写真により行われる．言語評価は，生後 6 か月から成長・発達を観察しながら経年的に行われる．顎裂部の骨形成評価は，5 歳時の CT により行われ，ABG の適否が判断される．

結　果

2008 年から 5 年間に治療を行った合併症のない UCLP は 58 症例であった．PSO により，顎裂，口蓋裂幅は狭くなりほとんどの症例で左右歯槽は接触したが，上下顎の顎堤関係は，ほとんどの症例で下顎顎堤が突出していた．PSO 後の治療法は Group A：52 例，Group B：2 例，Group C：4 例，Group D：0 例であった．初回手術時の月齢の平均値(中央値)は，Group A：6.3±1.3(6.0)，Group B：6.0±1.4(6.0)，Group C：7.8±1.7(7.5)であった．顎裂幅が 3 mm 超の場合は，瘻孔を避けるために周囲の粘膜弁により顎裂が閉鎖さ

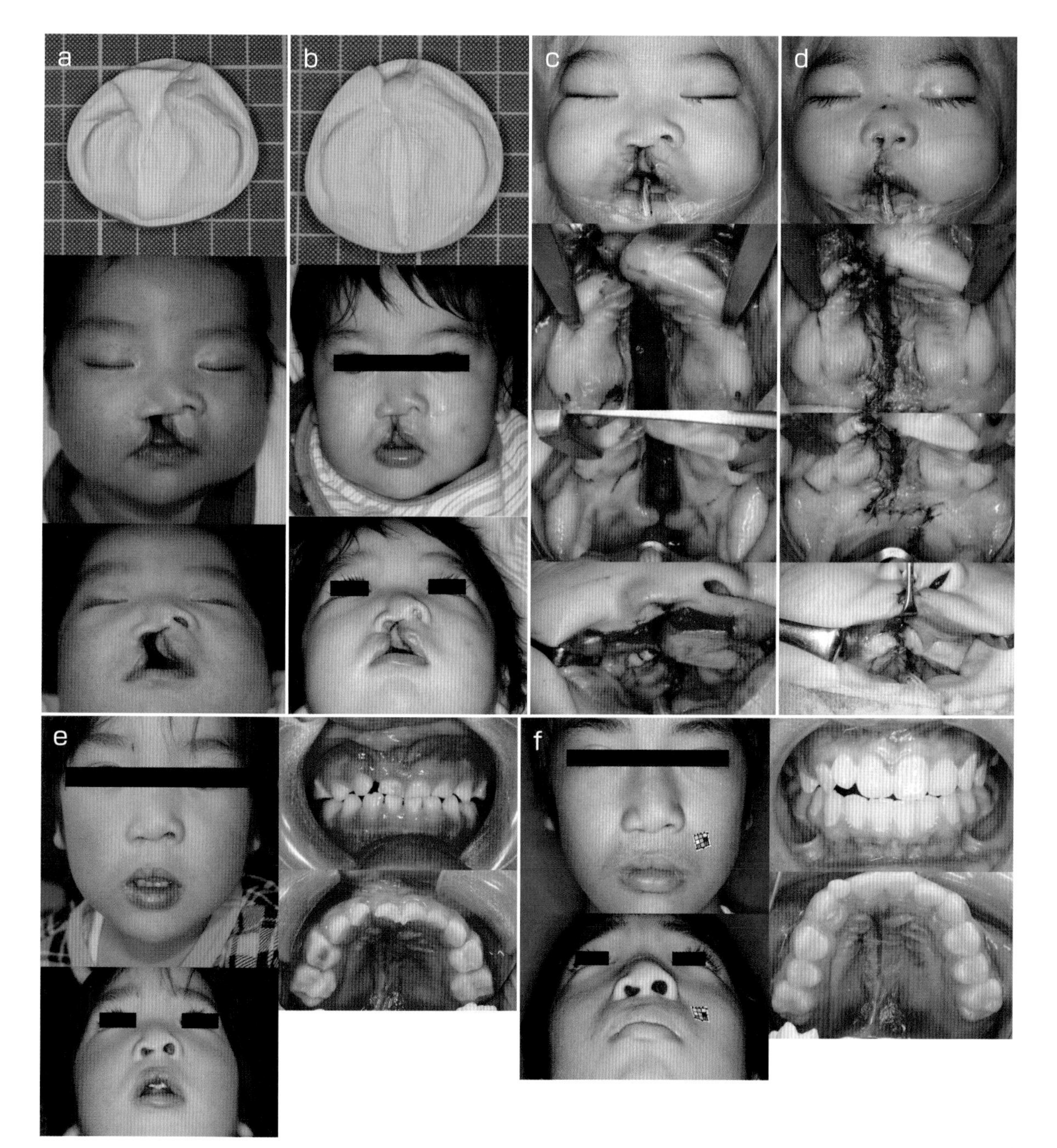

図 7. Group A 症例

a：顎矯正治療前の顎模型と顔貌．顎裂・口蓋裂幅は広い．
b：顎矯正治療後の顎模型と顔貌．PSO により顎裂・口蓋裂は狭くなった．
c：口唇・顎・口蓋形成術前
d：各術式の縫合終了時
e：4 歳時の顔貌と咬合．良好な咬合を認め，口腔前庭・歯肉溝は深い．顎裂相当部には乳側切歯が萌出している．MPA 開始前である．
f：11 歳時の顔貌と咬合．切端咬合であるが顎裂相当部には側切歯が萌出している．

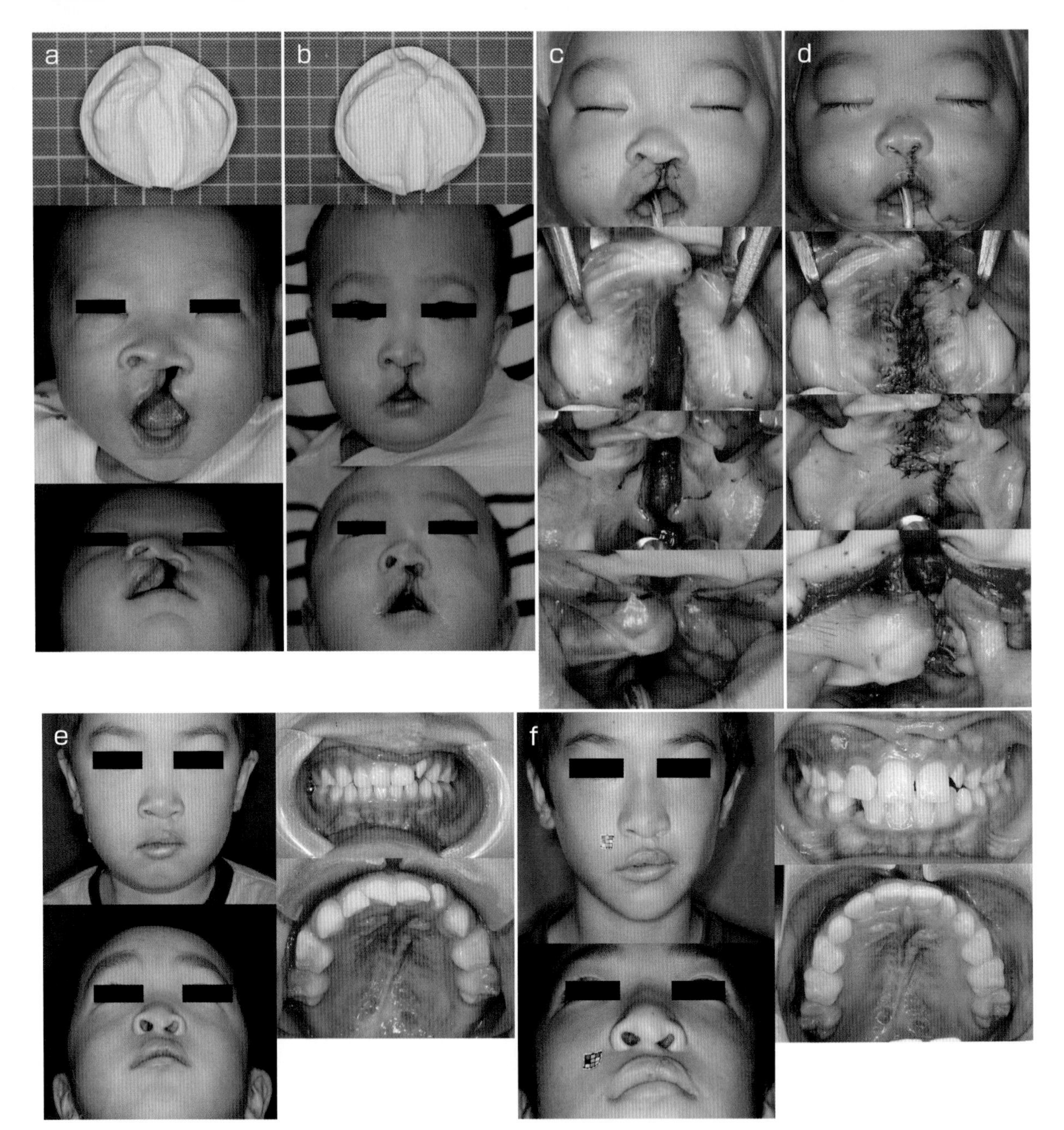

図 8. Group A 症例

a：顎矯正治療前の顎模型と顔貌．顎裂・口蓋裂幅は広い．
b：顎矯正治療後の顎模型と顔貌．PSO により顎裂・口蓋裂は狭くなった．この症例は nasal stent が取り付けられ，鼻形態は改善した．
c：口唇・顎・口蓋形成術前
d：各術式の縫合終了時
e：4 歳時の顔貌と咬合．前歯の反対咬合を認めるが臼歯の咬合は良好である．口腔前庭・歯肉溝は深い．顎裂相当部には乳側切歯が萌出している．MPA 開始前である．
f：11 歳時の顔貌と咬合．良好な咬合を認め，顎裂相当部には側切歯が萌出している．

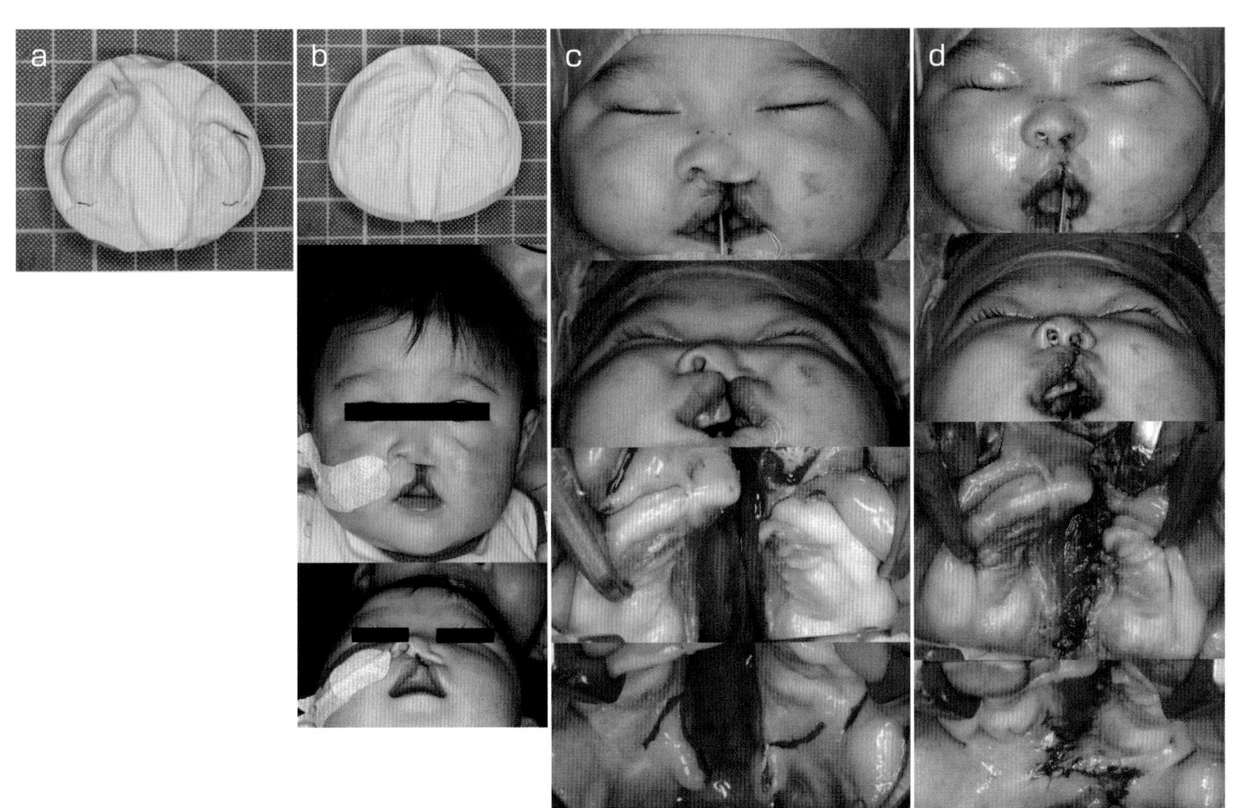

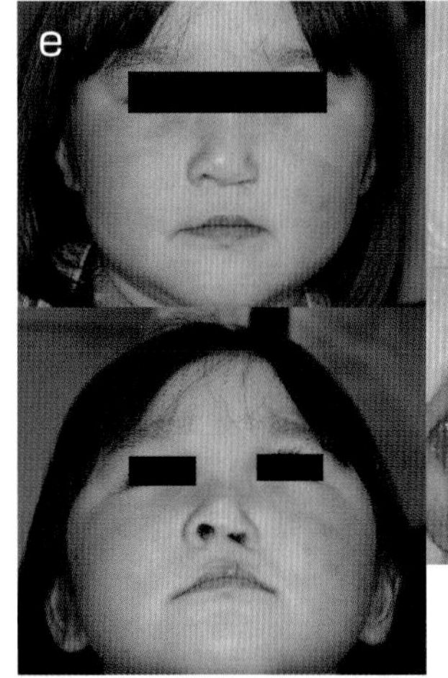

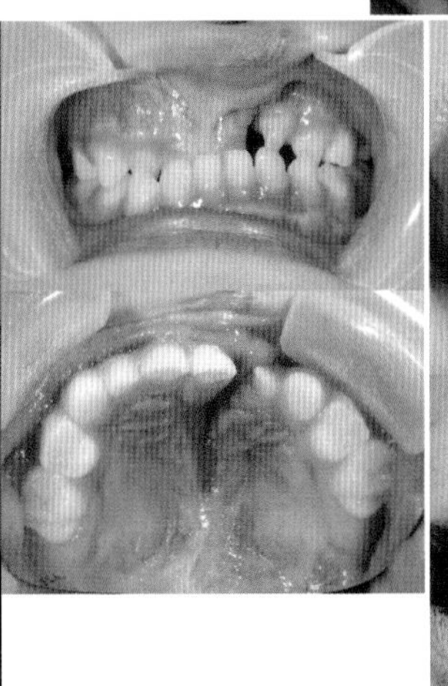

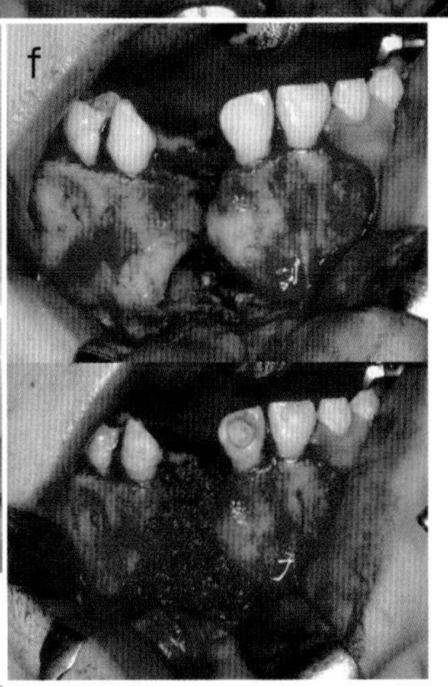

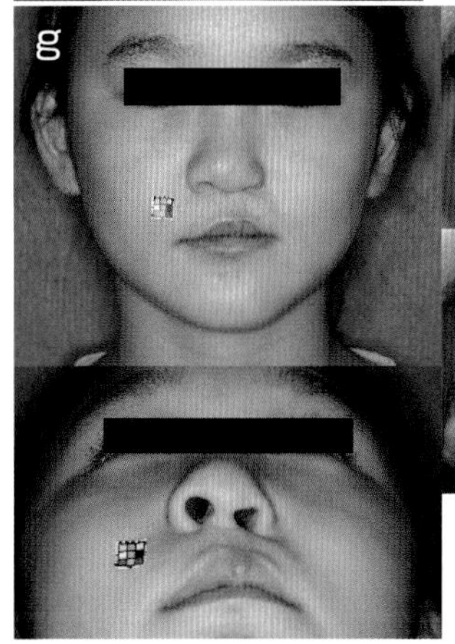

図 9.

Group B 症例

a：顎矯正治療前の顎模型．顎裂・口蓋裂幅は広い．

b：顎矯正治療後の顎模型と顔貌．披裂側鼻翼基部の著しい下垂を認める．顎裂・口蓋裂は狭くなったが，顎裂幅は 8 mm であった．

c：口唇・口蓋形成術前

d：各術式の縫合終了時

e：4 歳時の顔貌と咬合．前歯の反対咬合，顎裂部の間隙を認める．口腔前庭・歯肉溝は深い．MPA 開始前である．

f：6 歳時に ABG が行われた．

g：11 歳時の顔貌と咬合．披裂側鼻翼基部の下垂を認める．良好な咬合を認め，顎裂相当部には犬歯が萌出している．

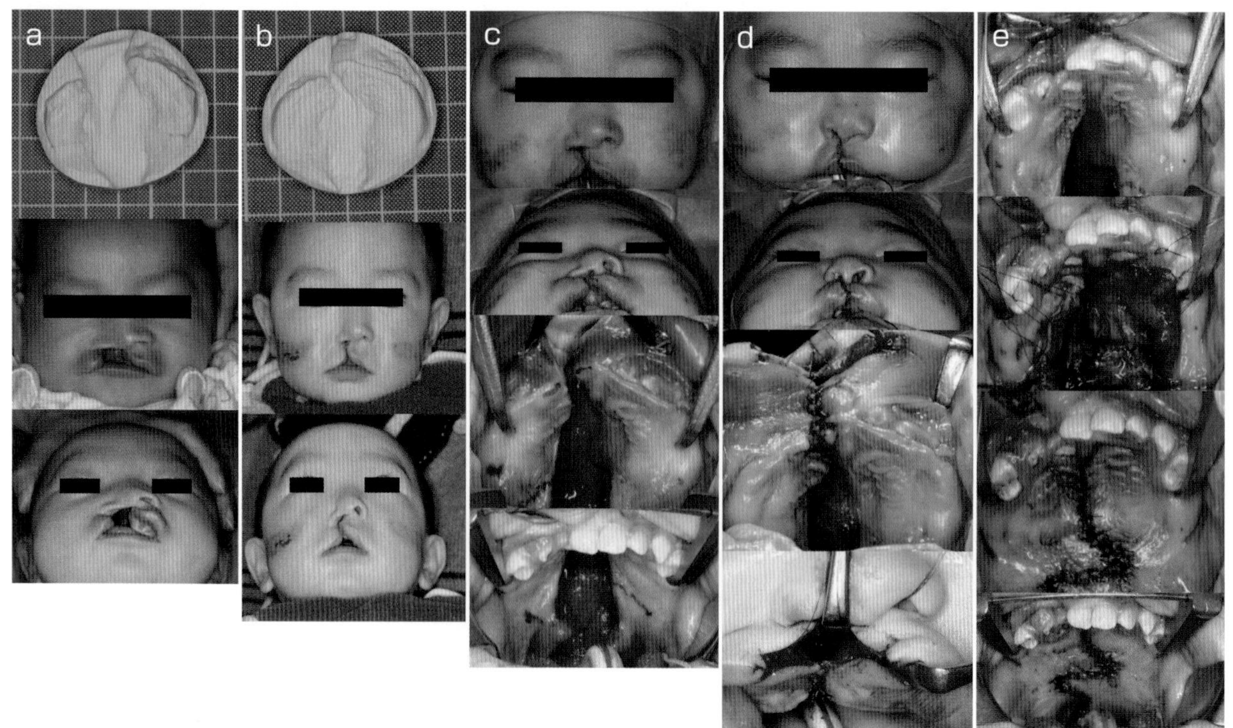

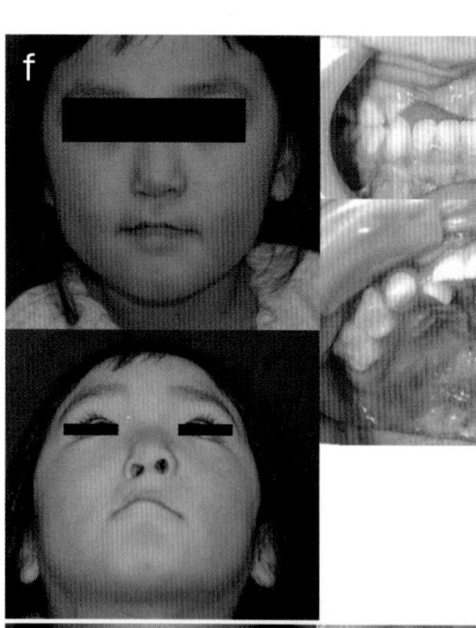

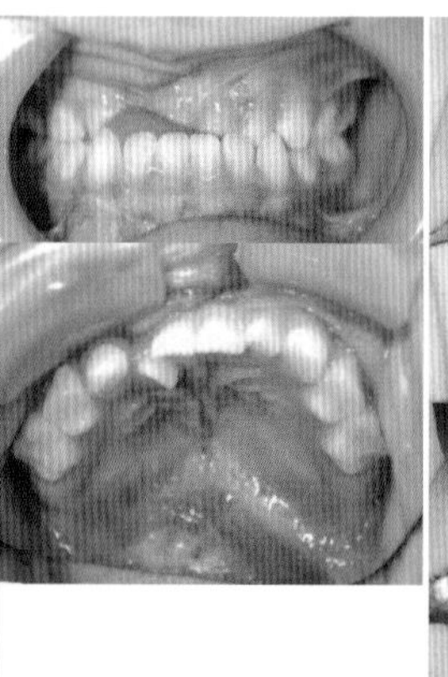

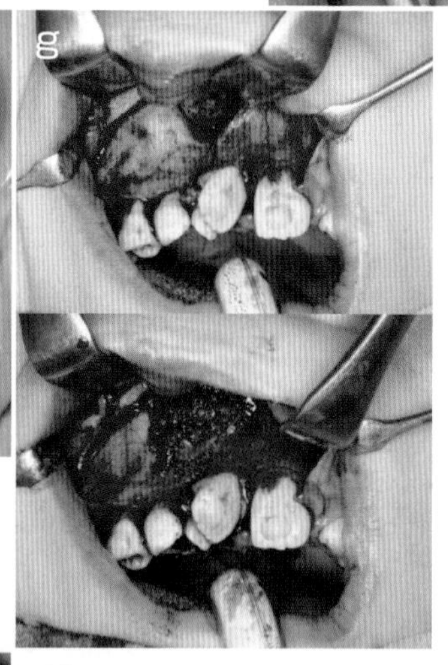

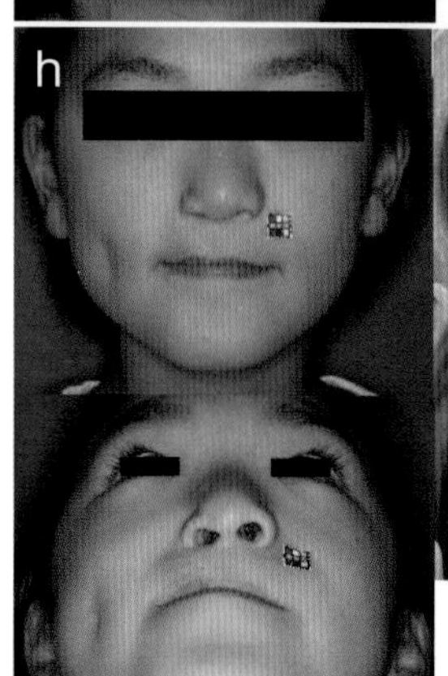

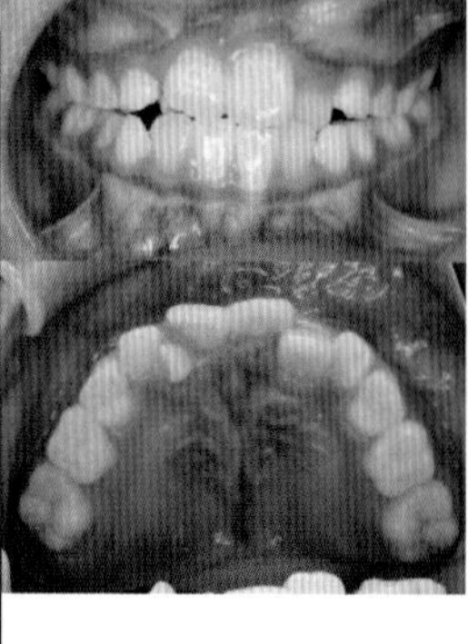

図 10.
Group C 症例
a：顎矯正治療前の顎模型と顔貌．顎裂・口蓋裂幅は広い．
b：顎矯正治療後の顎模型と顔貌．披裂側鼻翼基部の著しい下垂を認める．顎裂・口蓋裂は狭くなったが，口蓋裂幅は10 mm 超であった．
c：口唇・顎(GPP)形成術前
d：各術式の縫合終了時
e：1歳4か月時に口蓋形成術が行われた．
f：4歳時の顔貌と咬合．前歯の反対咬合を認める．矯正治療開始前である．MPA 開始前である．
g：6歳時に骨形成が不十分な梨状口周辺に ABG が行われた．
h：10歳時の顔貌と咬合．披裂側鼻翼基部の下垂を認める．前歯の切端咬合を認める．顎裂相当部には側切歯が萌出している．

れた．口蓋裂幅が10 mm超でも鋤骨弁により口蓋は閉鎖され，瘻孔を生じた症例はなかった．

顎発育の評価に関しては，4歳時でほとんどの症例は前歯の反対咬合であったが，MPAにより改善した．各Groupの代表的症例を供覧する(図7～10)．顎裂部評価に関しては，ABGの適応はGroup A：22例(42.3%)，Group B：2例(100%)，Group C：2例(50%)であり，全26例にABGが行われた．言語評価に関しては，8～12歳時の鼻咽腔閉鎖機能は良好31例，ごく軽度不全26例，軽度不全1例，不全0例であった．内訳はGroup A(良好28，ごく軽度不全23，軽度不全1，不全0)，Group B(良好2，その他0)，Group C(良好1，ごく軽度不全3，その他0)であり，異常構音はGroup 1(側音化6)，Group 2(口蓋化1)，Group 3(側音化1)であった．

考　察

我々の治療法はPSOにより歯槽・口蓋形態を狭小化し手術後に広げるという考えである．手術回数が少なく，顎発育・言語の結果は均一化する傾向があることが長所であるが，PSOに起因する反対咬合に対しMPAを必要とすることが短所である．

PSOに関しては，可塑性がある生後早い時期に行うと反応がよい．特に鼻形態の改善は鼻軟骨組織の改善が必須であるが，今回の症例ではマンパワー不足などの社会的要因があり，ほとんどの症例でnasal stentを取り付けていないが，軟骨の可塑性がよいなるべく生後すぐにnasal stentを取り付けることが望ましいと考える．

GPPに関しては，Group A群でABG適応が42.3%であった．5歳時に顎裂部骨形成が十分でない場合は，ABGを行うが，前方(唇側)部に骨が形成されている症例が多く，後方(舌側)部分の処理ができないため，形成された骨を切除するなどの操作が必要であった．GPPを行わない通常のABGとは顎裂形態が異なっているために注意が必要である．GPPは手術回数の軽減に寄与したと考えるが，PSOとGPPの長所が短所を上回ることができるかどうかは今後判断される．

口蓋形成に関しては，顎裂部や口蓋の手術時期はあまり早いと口蓋粘膜や筋肉などの軟部組織が脆弱であるために，粘膜弁を作成するファーラー法は困難になる．少なくとも離乳食の始まる生後6か月以降に行うことが望ましい．この理由は徐々に固形物を摂食・嚥下することにより口蓋粘膜や筋肉が発達し，固くなるからである．それでも，生後6～8か月程度の患児にファーラー原法を用いると鼻腔側粘膜弁が壊死する可能性が高い．そこで我々は，鼻腔側粘膜弁にも弁基部に筋肉を付けることで弁の脆弱性や壊死を避ける工夫を行っている．本治療法ではMPAはほぼ必須であるが，ほとんどの症例においてMPAに対する反応は極めてよい．この理由はファーラー法では面状瘢痕がなく瘢痕は直線状であるためにMPA後の後戻りの原因となるような要素が少ないからであると推測される．

UCLPは変形の程度に差があるだけでなく組織量にも差がある[14]．今回の結果ではGroup A群よりもGroup B・C群の方が，皮膚軟部組織や硬組織が低形成であり，そのために披裂側鼻翼基部の下垂など顔貌や咬合も劣る印象であった．PSO後の口蓋形態は口唇・顎・口蓋の組織量を視覚化し，その後の成長を予想できる可能性があり，今後非披裂側と比較した定量化などが望まれる．言語評価においても中期結果は受け入れられるものであったが，本治療法の最終結果は成長終了を待って判断される．

参考文献

1) Latham, R. A., et al.：An extraorally activated expansion appliance for cleft palate infants. Cleft Palate J. **13**：253-261, 1976.
Summary　術前顎矯正治療法であるLatham装置の原法を詳細に報告した．

2) Grayson, B. H., et al.：Presurgical nasoalveolar molding in infants with cleft lip and palate. Cleft Palate Craniofac J. **36**：486-498, 1999.

Summary　片側・両側例に対するNAMの使用方法と結果を詳細に記載した．
3) Uzel, A., Alparslan, Z. N.：Long-term effects of presurgical infant orthopedics in patients with cleft lip and palate：a systematic review. Cleft Palate Craniofac J. **48**：587-595, 2011.
4) Berkowitz, S., et al.：A comparison of the effects of the Latham-Millard procedure with those of a conservative treatment approach for dental occlusion and facial aesthetics in unilateral and bilateral complete cleft lip and palate：part I. Dental occlusion. Plast Reconstr Surg. **113**：1-18, 2004.
5) Matic, D. B., Power, S. M.：The effects of gingivoperiosteoplasty following alveolar molding with a pin-retained Latham appliance versus secondary bone grafting on midfacial growth in patients with unilateral clefts. Plast Reconstr Surg. **122**：863-870, 2008.
6) 小林眞司：胎児診断から始まる口唇口蓋裂．メヂカルビュー，2010.
7) Millard, D. R., et al.：Cleft lip and palate treated by presurgical orthopedics, gingivoperiosteoplasty, and lip adhesion (POPLA) compared with previous lip adhesion method：a preliminary study of serial dental casts. Plast Reconstr Surg. **103**：1630-1644, 1999.
Summary　片側・両側例に対してLatham装置による歯槽口蓋形態改善後にGPPを行い，その後の経過を報告した．
8) Furlow, L. T. Jr.：Cleft palate repair by double opposing Z-plasty. Plast Reconstr Surg. **78**：724-738, 1986.
Summary　ファーラー法を詳細に記載した．
9) Kobus, K.：Extended vomer flaps in cleft palate repair：a preliminary report. Plast Reconstr Surg. **73**：895-903, 1984.
Summary　片側・両側例に対して硬口蓋を閉鎖するためのvomer flapを報告した．
10) 小林眞司：【口蓋裂の初回手術マニュアル―コツと工夫―】Furlow法による口蓋裂初回形成術．PEPARS．**96**：1-11，2014.
11) Mukherji, M. M.：Cheek flap for short palates. Cleft Palate J. **6**：415-420, 1969.
12) Bozola, A. R.：The buccinator musculomucosal flap：anatomic study and clinical application. Plast Reconstr Surg. **84**：250-257, 1989.
Summary　頬筋粘膜弁の解剖・血行動態を詳細に報告した．
13) Karo, M., et al.：A T-shaped musculomucosal buccal flap method for cleft palate surgery. Plast Reconstr Surg. **79**：888-896, 1987.
14) Randall, P.：Palatal length in cleft palate as a predictor of speech outcome. Plast Reconstr Surg. **106**：1254-1259, 2000.

PEPARS No.186：85-93, 2022

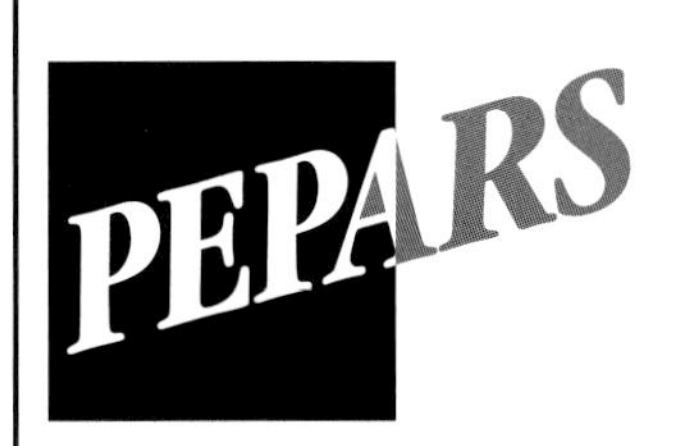

◆特集／口唇口蓋裂治療―長期的経過を見据えた初回手術とプランニング―

長期的経過を見据えた初回口唇口蓋裂手術：片側性唇顎口蓋裂に対する唇顎口蓋一期手術
―言語・顎発育の長期成績―

花井 潮[*1] 赤松 正[*2] 村松裕之[*3] 大川智恵[*4]

Key Words：片側性唇顎口蓋裂(unilateral cleft lip and palate)，同時手術(simultaneous surgery)，術前顎矯正(presurgical orthopedics)，早期口蓋形成(early palatoplasty)，長期成績(long-term outcome)

Abstract 片側性唇顎口蓋裂に対し，当科では1999年より術前顎矯正装置をもちいて，生後6か月で口唇・顎・口蓋裂を一期的に閉鎖するプロトコールを行い，異常構音発生率の低い言語成績と悪くない顎発育を得ている．一期手術の最大のメリットは，顎裂の一次閉鎖ができる点である．GPPにより，顎裂二次骨移植術(SBG)を約60～70%の症例で回避出来ることは大きな利点と言える．口蓋裂閉鎖を生後6か月で行う利点は言語成績に尽きる．しかし鼻咽腔閉鎖機能は期待していたほど良好とは言えず，経年的に低下する傾向を示した．自験例の言語成績のよさは，異常構音発生率の低さに集約されている．喃語獲得期の口蓋裂の存在と，その後の異常構音発生の関連が示唆される．顎発育評価として，Goslon Yardstickスコアの平均値は，歯科矯正前後で統計学的に有意な改善がみられた．本稿では，当科のプロトコールの概要と，言語と顎発育の長期成績について報告する．

はじめに

近年，唇顎口蓋裂の治療においては，整容，言語成績，顎発育これら全てのバランスがとれた，良好な結果が求められるようになっている．

当科では1999年より，片側性唇顎口蓋裂に対しLatham装置による術前顎矯正を行った後，口唇，顎，口蓋裂を生後6か月で一期的に閉鎖するプロトコール[1]を導入し，異常構音の少ない比較的良好な言語成績と悪くない顎発育を得ている．本稿では，当科のプロトコールの概要と，言語と顎発育の長期成績について報告する．

[*1] Ushio HANAI，〒259-1193 伊勢原市下糟屋143 東海大学医学部外科学系形成外科学，准教授
[*2] Tadashi AKAMATSU，同，教授
[*3] Hiroyuki MURAMATSU，〒192-0904 八王子市子安町4-6-1 Phiビル3F 医療法人社団晋和会 市川矯正歯科医院，理事長(院長)
[*4] Tomoe OKAWA，東海大学医学部付属病院診療技術部診療技術科，言語聴覚士

本プロトコールを始めた経緯

当科開設当初1976年～1998年頃までは，生後3か月の初回口唇形成と同時に軟口蓋閉鎖を行っていた．これは軟口蓋のadhesionではなくmuscle slingの再建を伴った真の軟口蓋閉鎖であるが，後方への延長効果は全くないものであった．そのうえで生後1歳半に皮膚移植を伴った硬口蓋閉鎖を行っていた[2](図1)．この旧プロトコール症例の厳密な言語成績の記録は残されていないが，構音訓練を要する症例が特に少なかったことから，「生後早期での口蓋形成術が良好な構音獲得につながる」という印象があった．また，顎発育が非常に良好であったが，その要因は軟口蓋閉鎖後に急速に狭くなる口蓋裂幅にあったと思われ，そのことから「裂幅狭小化によって手術侵襲の低減が得られる」ことを推察していた[3]．

このようなバックグラウンドから，1998年頃よりLatham装置を使った術前顎矯正で口蓋裂幅を狭小化させ，口蓋形成術時の侵襲を低減させる試

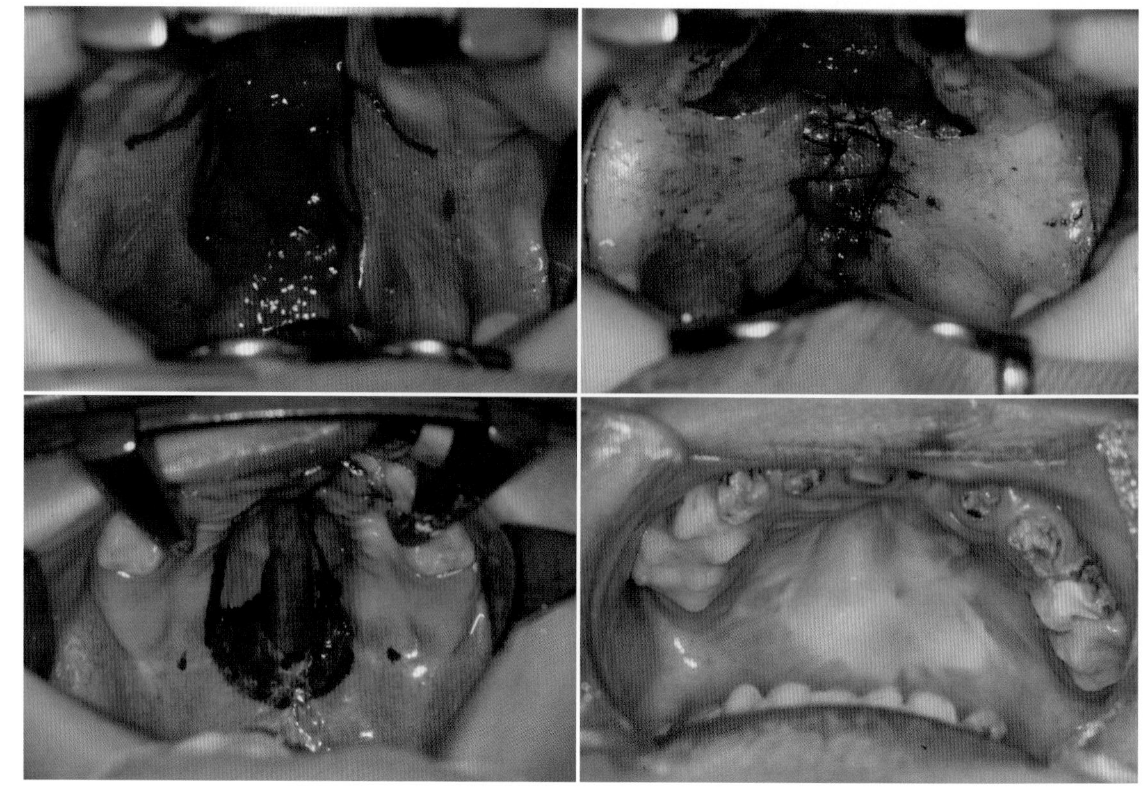

図 1. 長田の二期法
a：生後3か月時の初回口唇形成と同時に行う軟口蓋形成術のデザイン
b：口蓋帆挙筋の muscle sling を再建し，鼻腔側・口蓋側の粘膜もそれぞれ縫合する．
c：1歳6か月時の硬口蓋形成術のデザイン．鼻腔側は major segment の披裂縁を hinge とする口蓋粘骨膜弁で閉鎖，raw surface には鼠径からの分層植皮を行う．
d：4歳時の口蓋．発育のよい豊かな歯槽弓が得られる．

a | b
c | d

みを開始した．さらに術前顎矯正装置と同時に歯肉骨膜形成術による顎裂の一次閉鎖術(いわゆる GPP；gingivoperiosteoplasty)[4]も導入したことから，これを口唇閉鎖と早期口蓋閉鎖と組み合わせて，2000年から口唇口蓋顎裂の早期同時閉鎖手術を本格的にスタートさせることになった(図2)．

対　象

2001年以降に出生した片側性完全唇顎口蓋裂患者(以下，UCLP)の，連続する全例に対し，我々のプロトコールを適用させた．そのうち症候群性のものや精神発達遅滞のある症例を除外し，14歳以上となった19例を検討対象とした．

当科の治療プロトコール

1．術前顎矯正

生後2か月時に Latham 型術前顎矯正装置である DMA appliance(Dentomaxillary Advancement Appliance)[4]を用いた動的顎矯正を行う(図3)．この装置は顎裂幅を狭小化させることに加え，後退した lessor segment を前進させ major segment を後退させる alignment を目的としている．装置は1.7 mm 径のステンレスピン4本で口蓋骨に固定され，局所麻酔下に装着可能である．

さらに硬口蓋後方部の裂幅が広い症例には生後5か月で次の顎矯正装置である POA 装置(東海大型 Palatal Orthopedic Appliance)を使用する

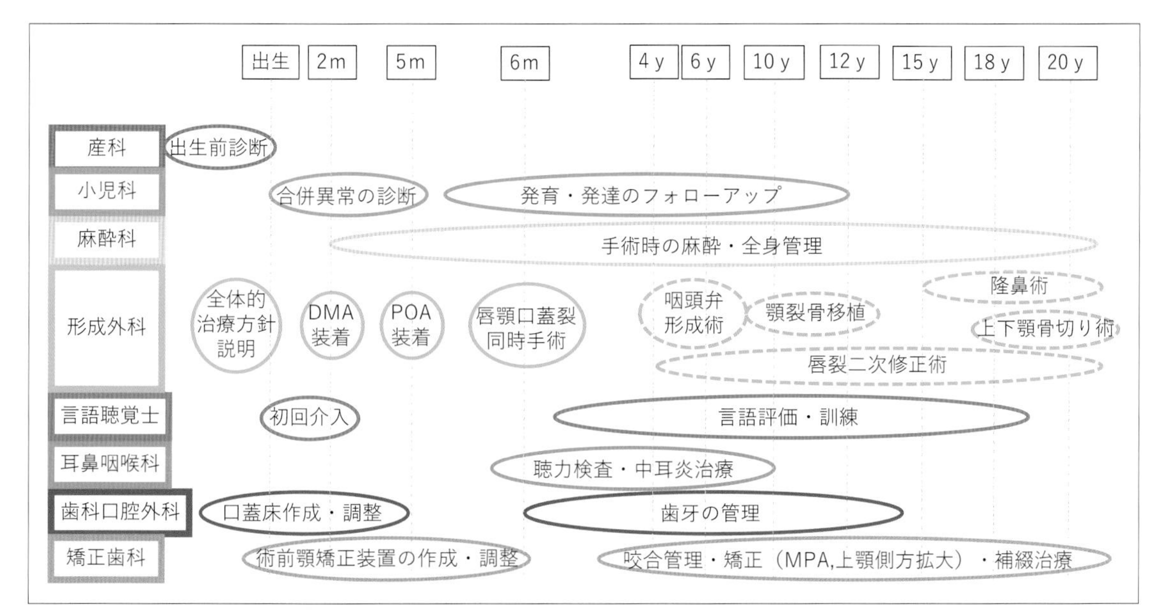

図 2.

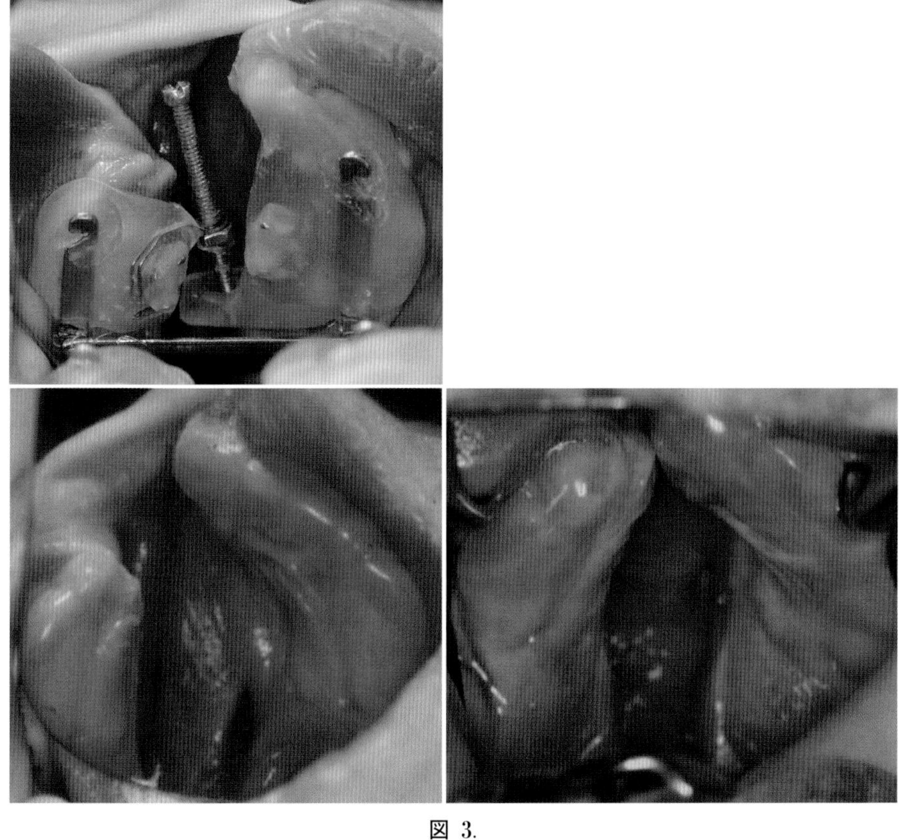

図 3.

a ：Latham 型 DMA 装置(Dentomaxillary Advancement Appliance)

b ：生後 2 か月．装着前の状態

c ：生後 5 か月．顎裂部の狭小化，major segment の後退，lesser segment の前進により，歯列弓のアライメントを合わせた．

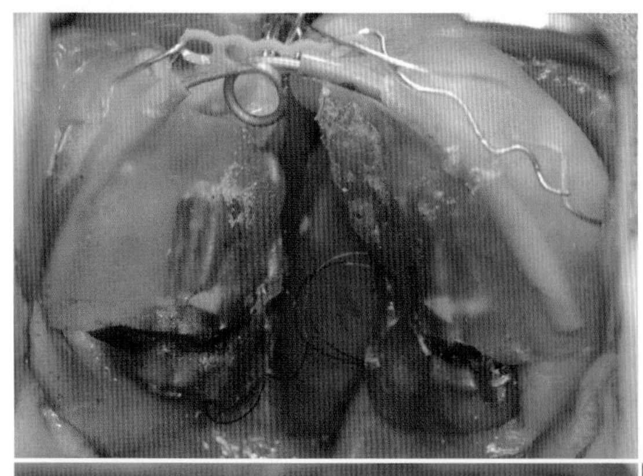
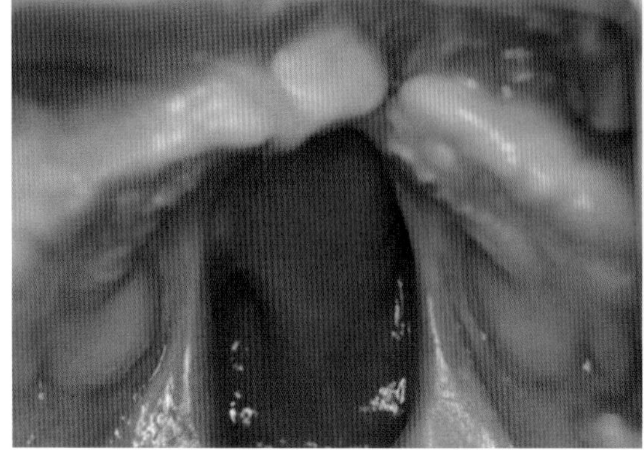
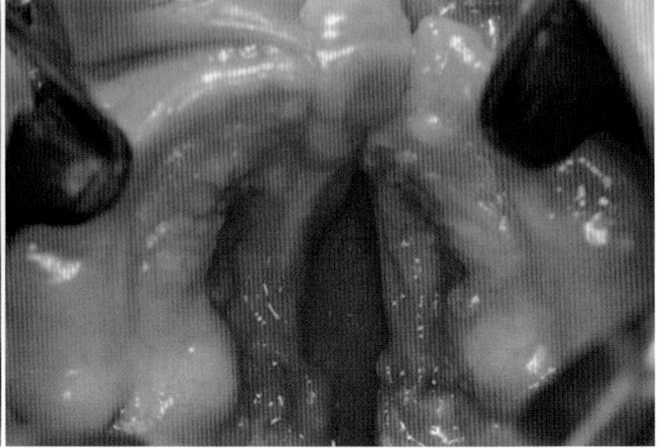

図 4.

a：全身麻酔下にPOA装置(東海大型 Palatal Orthopedic Appliance)を装着する.
b：生後5か月，装着前の状態(顎裂部が不全の症例にはDMA装置は使用しない)
c：口蓋粘膜に装置による圧痕が見られるが，口蓋裂後方部の十分な狭小化が得られている.

(図4). この装置も4〜6本のステンレスピンで口蓋骨に固定するが，装着には全身麻酔が必要である．装着後はどちらの装置も1,2週間に1回程度は来院してもらい，矯正歯科医による装置の確認・調整を行う．その際，装置や周囲の清掃も行う必要がある.

これらの装置を使って生後6か月までに，可及的に顎裂幅および口蓋裂幅の狭小化を得ておく.

2．生後6か月での唇顎口蓋同時形成術

生後6か月時に唇裂，顎裂，口蓋裂の全てを一期的に閉鎖する唇顎口蓋同時形成術を行った．顎裂部の歯肉骨膜形成術はMillard type GPP(gingivoperiosteoplasty)[4]を用いた．口蓋形成にはFurlow法(double opposing Z-plasty)[5]を，口唇形成はMillard(rotation advancement)[6)7)]＋小三角弁法を用いた(図5).

POA装置は可能なら前日までにawakeの状態で撤去しておく．装置の圧迫により硬口蓋粘膜が薄くなっており，少しでも回復させておくためである．しかし何日も前に装置を撤去すると，裂幅の後戻りをきたす可能性がある.

麻酔導入後，印象採得を行い，まずは口唇形成術のデザインから始める．先に口蓋形成を行うため，唇裂のデザインが消えてしまうことを想定し，要所にピオクタニン液と27G注射針によるtatooを施しておく．口蓋形成術終了後，tatooをもとに消えかけたデザイン線を描き直して口唇形成術へと続くが，ここで術者は交代する．当科では体力と集中力を維持させるため，口蓋裂と唇裂は別の術者が行っている．口唇形成術の剝離操作が終わったところで，口腔前庭や口輪筋，鼻腔底を縫合する前にGPPを行い，深部から縫合を進め,

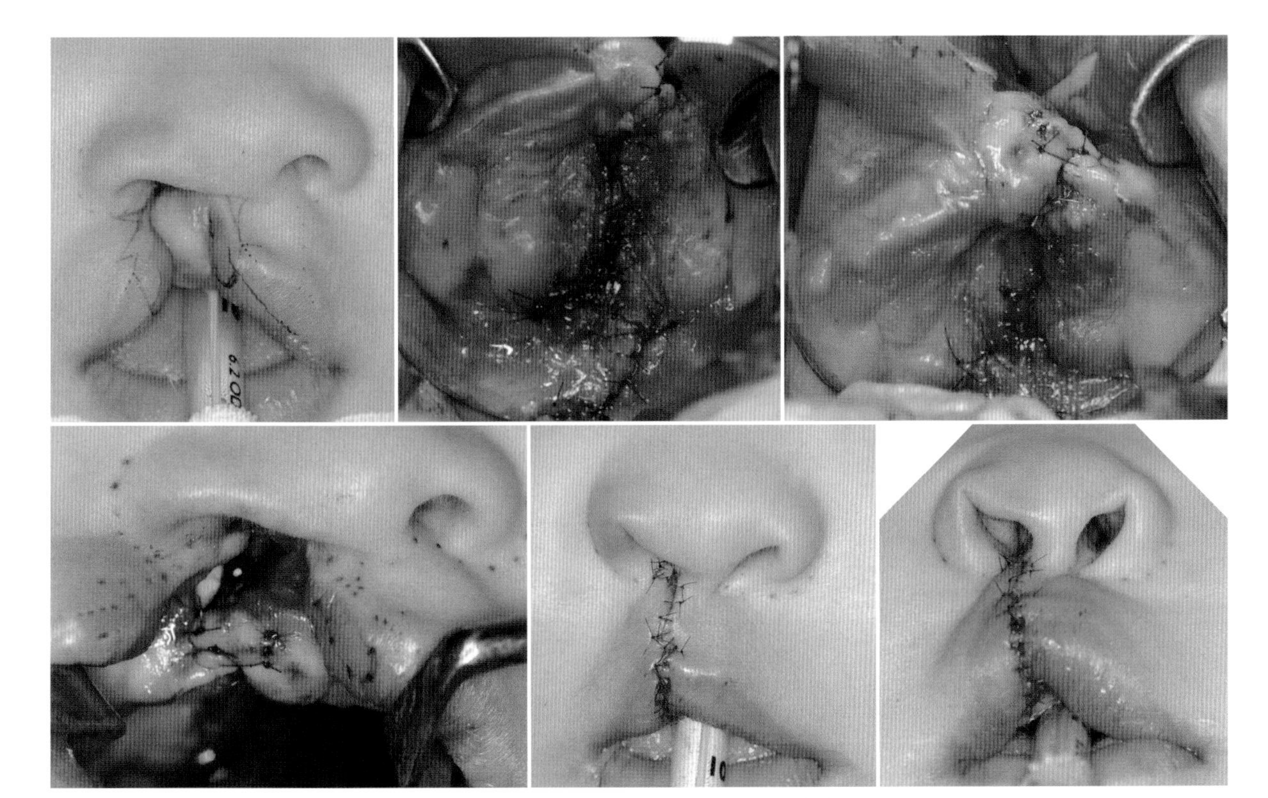

a|b|c
d|e|f

図 5. 生後6か月，唇顎口蓋同時形成術
a：まず唇裂のデザインを行う.
b：Furlow 法(Double opposing Z-plasty)による口蓋形成術
c：Millard type の GPP を用いた歯槽堤形成術．Raw surface を残さず一期的に裂を閉鎖することが可能
d：a の時点で残しておいたピオクタニンの tattoo をもとに再度デザインを描く.
e，f：口唇形成術終了後

最後に唇裂の縫合を完了させる.

手術当日は全例，集中治療室(ICU)に入室し，翌朝まで抑制帯による腹臥位固定のまま，30%O_2テントの中で管理する．腹臥位とする理由は，咽頭，気道への血液のたれ込みと舌根の沈下を予防するためで，当科では口蓋裂術後の患児には創設期から変わらずに行っている．口唇の創は弾性テープで厳重に保護しておけば腹臥位管理でも問題は経験しなかった.

3．術後の歯科矯正治療

本プロトコールは，生後6か月での口蓋閉鎖手術に加えて顎裂の一時閉鎖も行うため，当然顎発育への影響は大きい．詳細は後述するが，本プロトコールは術後早期から歯科矯正治療を綿密に行うことを想定している．しかし，この術式自体の顎発育を正確に評価するためと，構音獲得期である患児の言語発達の妨げとならないように，歯科矯正治療は4歳未満では行わないと決めている．実際に，4歳以前に矯正治療による介入を行った症例はない．矯正治療には主として固定性の装置を用い，前歯の排列と反対咬合の解除，および上顎前方牽引装置の使用などからなる．比較的早い時期からスタートすること以外は，一般的に唇顎口蓋裂児に行われる歯科矯正治療とさほど変わらない.

評価法

1．顎発育評価方法

顎発育の指標として，Goslon Yardstick[8] (図6)を用いた．評価には形成外科医2名，矯正歯科医1名，外部評価者1名による各2回の評価の平均値を用いることが求められている．歯科矯正前後

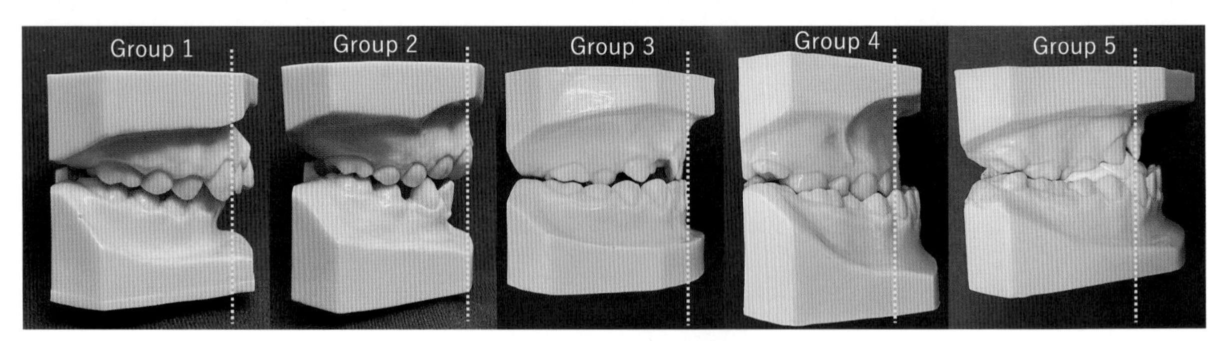

図 6. Goslon Yardstick の基準模型と評価法

①まず，上下顎歯槽骨の前後的関係を考える

Group 1(excellent)：Ⅱ級(Group 1，2は歯科矯正治療を全く要さないか，簡単な歯科矯正を要するもの)

Group 2(good)：Ⅰ級

Group 3(fair)：Ⅲ級傾向(上下の位置がほぼ同じ，前歯部は反対咬合．歯科矯正を要するが良好な結果が期待できるもの)

Group 4(poor)：Ⅲ級(矯正治療で治せる限界．ほぼ全歯にわたる反対咬合)

Group 5(very poor)：著しいⅢ級(外科矯正手術が必要．全歯にわたる反対咬合)

②上顎歯列弓の変形が著しい場合，開咬の見られる場合は評価を下げる．

③Minor segment の反対咬合にはあまりこだわらない．

の4歳時と10歳時の値を比較した．統計分析には対応のある t 検定を用いた．

2．言語評価法

異常構音として声門破裂音，口蓋化構音，側音化構音の有無と，鼻咽腔閉鎖機能を評価した．日本コミュニケーション障害学会の口蓋裂言語検査法に準じて，鼻咽腔閉鎖機能評価は聴覚印象と鼻息鏡検査による4段階法(VPF 良好，ごく軽度不全，軽度不全，不全)を用いた．評価・記録は全て当科の言語聴覚士と筆者により行われた．言語評価は，4歳までは約3か月ごと，その後10歳を超えるまで約6か月ごと，それ以降は1年おきに行った．

言語成績の長期結果

1．構　音

4歳までに全例が正常構音を獲得した．3例で2，3歳時に一時的な口蓋化がみられたが，いずれも未熟構音であり訓練を要することなく消失した．4歳以降，17歳までの構音は全例で正常であったが，1例で18歳時に側音化構音が認められた．

2．鼻咽腔閉鎖機能(VPF)

VPF 良好率は，4歳時79%(n＝19)，10歳時74%(n＝19)，18歳時62%(n＝13)であった．現時点の評価では，経年的に VPF 良好率は低下する傾向であった．

顎発育の長期結果

1．Goslon Yardstick スコア

スコアの平均値は，4歳時：3.2，10歳時：2.7であった．4歳と10歳，つまり歯科矯正前後で統計学的に有意な改善がみられた．代表的症例を供覧する(図7)．

考察と展望

1．一期手術の適応

手術が長時間に及ぶと患児への負担は大きくなる．腫脹も強くなれば術後気道閉塞の危険や，口唇閉鎖手術の結果に影響するなどの問題が生じるため，短時間での手術完了が求められる．術中の出血量も，口唇と口蓋それぞれ別々に行えば許容される量でも，同時に行う場合は過量となってしまう上，特に口蓋裂手術に関しては相当に早期であることを考え，出血量には十分に配慮して手術を進める必要がある．以上を考えると，体重増加不良や重篤な合併症を有する児は手術適応ではな

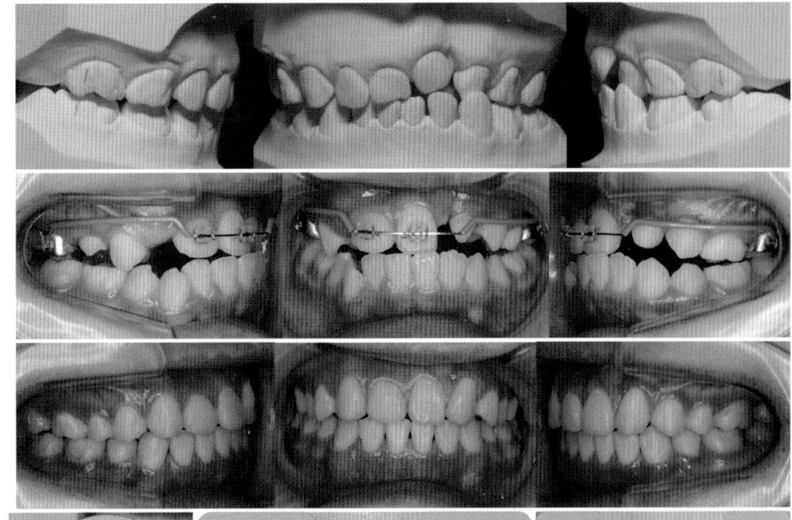

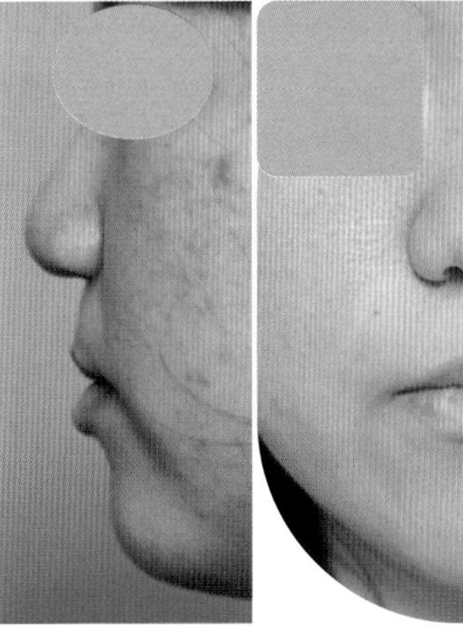

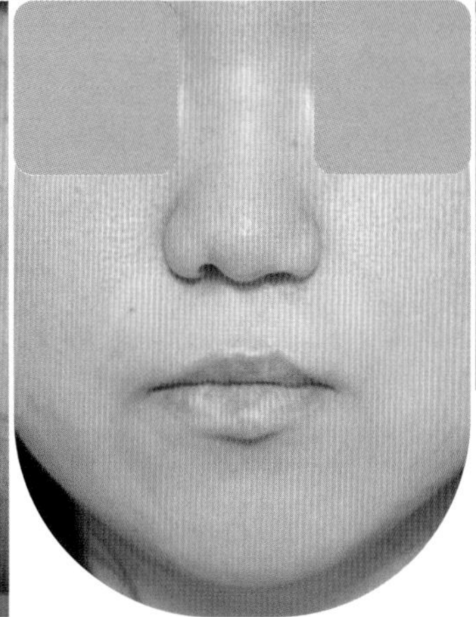

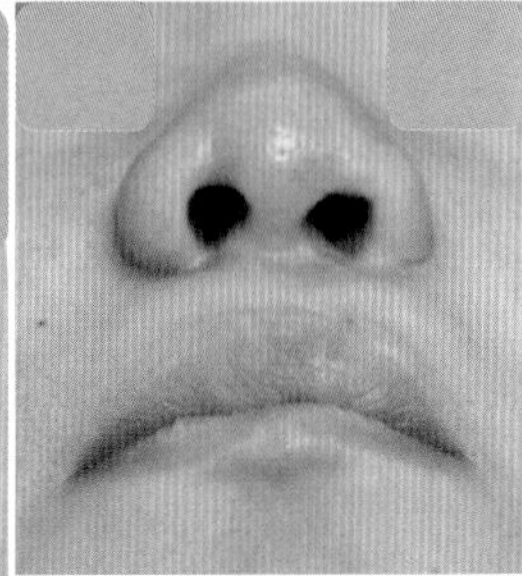

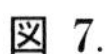

図 7.
左片側性完全唇顎口蓋裂の症例
a：4 歳時の咬合．Goslon スコア 2
b：10 歳時の咬合．Goslon スコア 3．本症例には顎裂部二次骨移植は行っていない．
c：16 歳，矯正終了時
d～f：顔貌にも上顎劣成長の印象は感じられない．

い．

さらに，生後 6 か月の手術を低侵襲で行い，顎発育への悪影響を回避するためには，術前顎矯正治療を併用して顎裂，口蓋裂ともに裂幅を相当に狭くしておくことが必須である．そのためには施設，患者側双方でそれを行う環境が整っていることが求められる．しっかりと裂幅の狭小化が得られれば，装置は Latham 型にこだわる必要はなく，PNAM 装置でも，Hotz 床でも構わない．それぞれに利点欠点があり，施設や患者の事情により選択されるべきである．

本プロトコールの場合，術後の歯科矯正治療の介入も必須であるため，施設，患者ともに十分な歯科矯正的介入ができる環境下にあることを前提としている．

2．生後 6 か月での唇顎口蓋同時形成術のメリット

A．GPP の同時施行

同時形成術の利点のひとつは手術回数が減ることである．しかし実際には，その分手術時間が長くなり患児の負担が増すことを考えると，それほど大きなメリットとは言えないかもしれない．最大のメリットは，顎裂の一次閉鎖ができる点である．これは口唇と口蓋の閉鎖を同時に行わなければ実現しない．また，GPP は口唇閉鎖と同時に行うことで成功率が高くなる．GPP がもたらす大きな利点は，顎裂二次骨移植術（SBG）を約 60～73％以上の症例で回避出来ることである[9,10]．自験例での SBG 回避率は 63％であった．ただし，この結果を得るには，通常 SBG が施行される 7～9 歳，あるいは 6 歳などの年齢で判断すべきではない．当初我々もそうしていたが，その年齢で骨架橋の

みに着目すると，ほとんどの症例でSBGが必要と判断された．その後，犬歯萌出が自然に得られ，矯正すると中切歯との平行性も十分に得られる症例が多いことを経験し，判定時期を12，13歳頃まで遅らせることにした．

さらにもう1つのメリットとして，GPPを口唇，口蓋閉鎖と同時に行うと，術中の視野が良く，また粘骨膜弁の挙上も容易なため，前方部に瘻孔が残りにくい点も挙げられる．

B．言語成績

口蓋裂手術に関しては，これを生後6か月で行うことの利点は言語成績に尽きる．当初鼻咽腔閉鎖機能がよいことを期待していたが，自験例のVPFの結果は特別よくはなかった．文献的にも，ある程度の範囲内であれば口蓋閉鎖の時期は鼻咽腔閉鎖機能には影響しないとの報告がある[11)12)]．現時点での自験例の言語成績のよさは，異常構音発生率の低さに集約されている．喃語獲得期の口蓋裂の存在と，その後の異常構音発生の関連が示唆される[13)]．また，術後の口蓋は他の組織と同様に浮腫や拘縮をきたすため3〜6か月は運動に制限がある．喃語獲得期までに口蓋の手術瘢痕が成熟し十分に機能できるようになるためには，その何か月か前に手術をすべきである[14)]．自験例において90％以上の症例が正常構音を獲得したのは，生後6か月時に無理なく口蓋閉鎖が行われ，喃語が出る前に，口蓋が形態的・機能的に正常に近い状態に準備できていたためと考えている．発話の明瞭度において，構音が正しいということは重要なポイントである．“ごく軽度不全”程度であれば，会話は問題なく可能であろう．社会生活を営む上では，正しい構音を獲得することが重要と考えている．また，正常な構音は，良好な上顎歯列弓形態のもとで獲得される．生後6か月と早期であっても，顎発育への悪影響が小さいとされるFurlow法を行うことが出来れば良好な上顎歯列弓形態が得られると推察された．

近年，自験例と同様に，口蓋裂術後のVPFは経年的に悪化するという報告がみられる[15)]．原因としては，アデノイドの退縮[16)]や，口蓋裂児における咽頭腔と軟口蓋の成長率の乖離[17)]が挙げられる．自験例には，幼少期にはVPF良好でも10代で不全となり咽頭弁形成を要した症例もあり，言語成績の長期観察は重要と考えている．

3．生後6か月での唇顎口蓋同時形成術のデメリット

A．前歯部歯槽堤の発育と，歯胚損傷の可能性

GPPを生後6か月で行うことのデメリットとして，前歯部歯槽堤の発育への悪影響と，歯胚損傷の可能性が挙げられる．前歯部歯槽堤の発育は，前後的位置の問題，つまり前歯部歯槽堤の後退や，歯槽弓形態が前後に扁平であること以外に，垂直的成長の悪さとしても現れることが予想された．これを回避すべく全例で矯正治療の介入を行い，悪くない結果を得た．矯正の介入をしなかった場合にどのような顎発育になったかは，症例がなく不明である．

B．上顎発育障害をきたす可能性

早期口蓋閉鎖術で懸念されるデメリットはやはり顎発育である．自験例のGoslonスコアは歯科矯正により有意に改善した．数値としても北欧の施設[18)]と比較しても遜色ないものである．歯科矯正で改善が得られるということは，術前顎矯正で一時的に縮小させた歯槽弓における上顎成長のポテンシャルが損なわれていないことを示している．これは，術前顎矯正による裂幅の狭小化が，瘢痕拘縮による劣成長とは異なることを意味している．このことから，術前顎矯正治療は，低侵襲で瘢痕拘縮の少ない手術を可能にしていると考えられた．

上顎前方牽引などの歯科矯正治療の介入により顎発育を改善できるかについては議論があるところで，最終的には成長を促進することはできない[19)]とする意見もある．その観点に立てば，生後6か月での口蓋形成術は，顎発育にさほど影響していないとも捉えられるが，我々としては，本プロトコールには早期からの矯正介入が必須かつ有効であると考えている．

C．口唇閉鎖手術の時期が遅くなること

口唇裂と口蓋裂の一期的閉鎖は，顎裂一時閉鎖を確実かつ容易に行うためにMillardらが提唱した方法である．我々もGPPを行ってみて，その通り有用であると思う．しかしそのために，本来なら生後3か月で可能な口唇閉鎖手術を6か月まで遅らせているのはデメリットと言わざるを得ない．患者家族は，児の術前矯正治療のための通院などで忙しいことや，児が乳児期に経験する手術が1回で済むことへの期待もあり熱心で前向きである場合が多く，特に不満を訴えられた経験はないが，家族にはプロトコールの内容や利点を十分説明し，理解を得られるよう努めている．

結　語

当科で行っている片側性唇顎口蓋裂に対する術前顎矯正治療を併用した唇顎口蓋一期手術の概要と，言語・顎発育の長期成績について述べた．

参考文献

1）Hanai, U., et al.：Speech outcomes of 10-year-old children after early palatoplasty using presurgical orthodontics at 6 months of age. Tokai J Exp Clin Med. **43**(4)：168-172, 2018.

2）谷野隆三郎ほか：口蓋裂の治療—二期的口蓋閉鎖法(長田法)．日本医事新報．**3921**：33-36, 1999.

3）Tanino, R., et al.：The Influence of Palatoplasty upon Palatal Growth. Keio J Med. **46**(1)：27-36, 1997.

4）Millard, D. R., et al.：Improved primary surgical and dental treatment of clefts. Plast Reconstr Surg. **86**(5)：856-871, 1990.

5）Furlow, L. T.：Cleft palate repair by double opposing z-plasty. Plast Reconstr Surg. **78**(6)：724-736, 1986.

6）Millard, D. R. Jr.：Refinements in rotation-advancement cleft lip technique. Plast Reconstr Surg. **33**(1)：26-38, 1964.

7）Millard, D. R. Jr.：A small chapter on a millimeter modification. Cleft Craft the evolution of its surgery volume Ⅰ：the unilateral deformity 1st ed. 419-424, Little, Brown and Co., Boston, 1976.

8）Mars, M., et al.：The goslon yardstick：A new system of assessing dental arch relationships in children with unilateral clefts of the lip and palate. Cleft Palate J. **24**(4)：314-322, 1987.

9）Santiago, P. E., et al.：Reduced need for 3 bone grafting by presurgical orthopedics and primary gingivoperiosteoplasty. Cleft Palate Craniofac J. **35**(1)：77-80, 1998.

10）Sato, Y., et al.：Success rate of gingivoperiosteoplasty with and without secondary bone grafts compared with secondary alveolar bone grafts alone. Plast Reconstr Surg. **121**(4)：1356-1367, 2008.

11）Kirschner, R. E., et al.：Cleft-palate repair by modified Furlow double-opposing Z-plasty：The children's hospital of Philadelphia experience. Plast Reconstr Surg. **104**(7)：1998-2010, 1999.

12）Jackson, O., et al.：The children's hospital of Philadelphia modification of the Furlow double-opposing Z-palatoplasty：30-year experience and long-term speech outcomes. Plast Reconstr Surg. **132**(3)：613-622, 2013.

13）Chapman, K. L., et al.：Vocal development of 9-month-old babies with cleft palate. J Speech Lang Hear Res. **44**(6)：1268-1283, 2001.

14）Kaplan, E. N.：Cleft palate repair at three months? Ann Plast Surg. **7**(3)：179-190, 1981.

15）Park, S., et al.：The outcome of long-term follow-up after palatoplasty. Plast Reconstr Surg. **105**(1)：12-17, 2000.

16）Morris, H. L., et al.：Velar-pharyngeal status in cleft palate patients with expected adenoidal involution. Ann Otol Rhinol Laryngol. **99**(6)：432-437, 1990.

17）Wada, T., et al.：Comparison of nasopharyngeal growth between patients with clefts and noncleft controls. Cleft Palate Craniofac J. **34**(5)：405-409, 1997.

18）Mars, M., et al.：The, R. P. S. A six-center international study of treatment outcome in patients with clefts of the lip and palate：Part 3. Dental arch relationships. Cleft Palate Craniofac J. **29**(5)：405-408, 1992.

19）Susami, T., et al.：Maxillary protraction in patients with cleft lip and palate in mixed dentition：Cephalometric evaluation after completion of growth. Cleft Palate Craniofac J. **51**(5)：514-524, 2014.

FAX による注文・住所変更届け

改定：2015 年 1 月

毎度ご購読いただきましてありがとうございます．

読者の皆様方に小社の本をより確実にお届けさせていただくために，FAX でのご注文・住所変更届けを受けつけております．この機会に是非ご利用ください．

◇ご利用方法

FAX 専用注文書･住所変更届けは，そのまま切り離して FAX 用紙としてご利用ください．また，注文の場合手続き終了後，ご購入商品と郵便振替用紙を同封してお送りいたします．**代金が 5,000 円をこえる場合，代金引換便とさせて頂きます**．その他，申し込み・変更届けの方法は電話，郵便はがきも同様です．

◇代金引換について

本の代金が 5,000 円をこえる場合，代金引換とさせて頂きます．配達員が商品をお届けした際に，現金またはクレジットカード･デビットカードにて代金を配達員にお支払い下さい(本の代金＋消費税＋送料)．(※年間定期購読と同時に 5,000 円をこえるご注文を頂いた場合は代金引換とはなりません．郵便振替用紙を同封して発送いたします．代金後払いという形になります．送料は定期購読を含むご注文の場合は頂きません)

◇年間定期購読のお申し込みについて

年間定期購読は，1 年分を前金で頂いておりますため，代金引換とはなりません．郵便振替用紙を本と同封または別送いたします．送料無料，また何月号からでもお申込み頂けます．

毎年末，次年度定期購読のご案内をお送りいたしますので，定期購読更新のお手間が非常に少なく済みます．

◇住所変更届けについて

年間購読をお申し込みされております方は，その期間中お届け先が変更します際，必ずご連絡下さいますようよろしくお願い致します．

◇取消，変更について

取消，変更につきましては，お早めに FAX，お電話でお知らせ下さい．

返品は，原則として受けつけておりませんが，返品の場合の郵送料はお客様負担とさせていただきます．その際は必ず小社へご連絡ください．

◇ご送本について

ご送本につきましては，ご注文がありましてから約 1 週間前後とみていただきたいと思います．お急ぎの方は，ご注文の際にその旨をご記入ください．至急送らせていただきます．2〜3 日でお手元に届くように手配いたします．

◇個人情報の利用目的

お客様から収集させていただいた個人情報，ご注文情報は本サービスを提供する目的(本の発送，ご注文内容の確認，問い合わせに対しての回答等)以外には利用することはございません．

その他，ご不明な点は小社までご連絡ください．

株式会社 全日本病院出版会 〒113-0033 東京都文京区本郷 3-16-4-7 F
電話 03(5689)5989　FAX03(5689)8030　郵便振替口座 00160-9-58753

全日本病院出版会行

FAX 03-5689-8030

年　月　日

住所変更届け

お名前	フリガナ
お客様番号	毎回お送りしています封筒のお名前の右上に印字されております8ケタの番号をご記入下さい。
新お届け先	〒　都道府県
新電話番号	(　　)
変更日付	年　月　日より　　月号より
旧お届け先	〒

※ 年間購読を注文されております雑誌・書籍名に✓を付けて下さい。

- ☐ Monthly Book Orthopaedics（月刊誌）
- ☐ Monthly Book Derma.（月刊誌）
- ☐ 整形外科最小侵襲手術ジャーナル（季刊誌）
- ☐ Monthly Book Medical Rehabilitation（月刊誌）
- ☐ Monthly Book ENTONI（月刊誌）
- ☐ PEPARS（月刊誌）
- ☐ Monthly Book OCULISTA（月刊誌）

FAX 03-5689-8030

全日本病院出版会行

FAX 専用注文書 形成・皮膚 2206

年　月　日

○印	PEPARS	定価(消費税込み)	冊数
	2022 年 1 月～12 月定期購読(送料弊社負担)	42,020 円	
	PEPARS No. 183 乳房再建マニュアル —根治性，整容性，安全性に必要な治療戦略— 増大号 新刊	5,720 円	
	PEPARS No. 171 眼瞼の手術アトラス—手術の流れが見える— 増大号	5,720 円	
	バックナンバー(号数と冊数をご記入ください) No.		

○印	Monthly Book Derma.	定価(消費税込み)	冊数
	2022 年 1 月～12 月定期購読(送料弊社負担)	42,130 円	
	MB Derma. No. 320 エキスパートへの近道！間違いやすい皮膚疾患の見極め 増刊号	7,700 円	
	MB Derma. No. 314 手元に 1 冊！皮膚科混合薬・併用薬使用ガイド 増大号	5,500 円	
	バックナンバー(号数と冊数をご記入ください) No.		

○印	瘢痕・ケロイド治療ジャーナル
	バックナンバー(号数と冊数をご記入ください) No.

○印	書籍	定価(消費税込み)	冊数
	ここからマスター！手外科研修レクチャーブック 新刊	9,900 円	
	足の総合病院・下北沢病院がおくる！ ポケット判 主訴から引く足のプライマリケアマニュアル 新刊	6,380 円	
	明日の足診療シリーズⅡ　足の腫瘍性病変・小児疾患の診かた 新刊	9,900 円	
	カラーアトラス 爪の診療実践ガイド 改訂第 2 版	7,920 円	
	イチからはじめる美容医療機器の理論と実践 改訂第 2 版	7,150 円	
	臨床実習で役立つ形成外科診療・救急外来処置ビギナーズマニュアル	7,150 円	
	足爪治療マスター BOOK	6,600 円	
	明日の足診療シリーズⅠ　足の変性疾患・後天性変形の診かた	9,350 円	
	日本美容外科学会会報　Vol. 42　特別号 「美容医療診療指針」	2,750 円	
	図解 こどものあざとできもの—診断力を身につける—	6,160 円	
	美容外科手術—合併症と対策—	22,000 円	
	運動器臨床解剖学—チーム秋田の「メゾ解剖学」基本講座—	5,940 円	
	グラフィック リンパ浮腫診断—医療・看護の現場で役立つケーススタディ—	7,480 円	
	足育学　外来でみるフットケア・フットヘルスウェア	7,700 円	
	ケロイド・肥厚性瘢痕 診断・治療指針 2018	4,180 円	
	実践アトラス 美容外科注入治療　改訂第 2 版	9,900 円	
	ここからスタート！眼形成手術の基本手技	8,250 円	
	Non-Surgical 美容医療超実践講座	15,400 円	

お名前	フリガナ ㊞	診療科
ご送付先	〒　－ □自宅　□お勤め先	
電話番号		□自宅 □お勤め先

バックナンバー・書籍合計 5,000 円以上のご注文は代金引換発送になります

—お問い合わせ先—
㈱全日本病院出版会営業部
電話 03(5689)5989

FAX 03(5689)8030

PEPARS バックナンバー一覧

2017年
No. 123 実践！よくわかる縫合の基本講座 増大号
編集／菅又 章

2018年
No. 135 ベーシック＆アドバンス皮弁テクニック 増大号
編集／田中克己

2019年
No. 147 美容医療の安全管理とトラブルシューティング 増大号
編集／大慈弥裕之

No. 152 皮膚悪性腫瘍はこう手術する
—Oncoplastic Surgery の実際—
編集／野村 正・寺師浩人

No. 153 鼻の再建外科
編集／三川信之

No. 154 形成外科におけるエコー活用術
編集／副島一孝

No. 155 熱傷の局所治療マニュアル
編集／仲沢弘明

No. 156 Maxillofacial Surgery
編集／赤松 正

2020年
No. 157 褥瘡治療の update
編集／石川昌一

No. 158 STEP by STEP の写真と図で理解する 手指の外傷治療
編集／小野真平

No. 159 外科系医師必読！形成外科基本手技 30 増大号
—外科系医師と専門医を目指す形成外科医師のために—
編集／上田晃一

No. 160 眼瞼下垂手術—整容と機能の両面アプローチ—
編集／清水雄介

No. 161 再建手術の合併症からのリカバリー
編集／梅澤裕己

No. 162 重症下肢虚血治療のアップデート
編集／辻 依子

No. 163 人工真皮・培養表皮 どう使う，どう生かす
編集／森本尚樹

No. 164 むくみ診療の ONE TEAM—静脈？リンパ？肥満？—
編集／三原 誠・原 尚子

No. 165 瘢痕拘縮はこう治療する！
編集／小川 令

No. 166 形成外科で人工知能(AI)・バーチャルリアリティ(VR)を活用する！
編集／大浦紀彦・秋元正宇

No. 167 NPWT(陰圧閉鎖療法)を再考する！
編集／榊原俊介

No. 168 実は知らなかった！新たに学ぶ頭頸部再建周術期管理の 10 の盲点
編集／矢野智之

2021年
No. 169 苦手を克服する手外科
編集／鳥谷部荘八

No. 170 ボツリヌストキシンはこう使う！
—ボツリヌストキシン治療を中心としたコンビネーション治療のコツ—
編集／古山登隆

No. 171 眼瞼の手術アトラス—手術の流れが見える— 増大号
編集／小室裕造

No. 172 神経再生医療の最先端
編集／素輪善弘

No. 173 ケロイド・肥厚性瘢痕治療 update
編集／清水史明

No. 174 足の再建外科 私のコツ
編集／林 明照

No. 175 今，肝斑について考える
編集／宮田成章

No. 176 美容外科の修正手術
—修正手術を知り，初回手術に活かす—
編集／原岡剛一

No. 177 当直医マニュアル 形成外科医が教える外傷対応
編集／横田和典

No. 178 レベルアップした再建手術を行うためにマスターする遊離皮弁
編集／鳥山和宏

No. 179 マイクロサージャリーの基礎をマスターする
編集／多久嶋亮彦

No. 180 顔面骨骨折を知り尽くす
編集／尾﨑 峰

2022年
No. 181 まずはここから！四肢のしこり診療ガイド
編集／土肥輝之

No. 182 遊離皮弁をきれいに仕上げる—私の工夫—
編集／櫻庭 実

No. 183 乳房再建マニュアル 増大号
—根治性，整容性，安全性に必要な治療戦略—
編集／佐武利彦

No. 184 局所皮弁デザイン—達人の思慮の技—
編集／楠本健司

No. 185 <美容外科道場シリーズ>
要望別にみる鼻の美容外科の手術戦略
編集／中北信昭

各号定価 3,300 円(本体 3,000 円＋税)．ただし，増大号のため，No. 123, 135, 147, 159, 171, 183 は定価 5,720 円（本体 5,200 円＋税)．
在庫僅少品もございます．品切の場合はご容赦ください．
(2022 年 5 月現在)

掲載されていないバックナンバーにつきましては，弊社ホームページ(www.zenniti.com)をご覧下さい．

2022 年 年間購読 受付中！
年間購読料 42,020 円(消費税込)(送料弊社負担)
(通常号 11 冊＋増大号 1 冊：合計 12 冊)

click
全日本病院出版会 検索

次号予告

皮膚科ラーニング！
STEP UP 形成外科診療

No.187（2022年7月号）

編集／日本医科大学形成外科　土佐眞美子
日本医科大学皮膚科　安齋　眞一

外用剤の使い方……………………佐藤さゆりほか
痤瘡の診断と治療…………………山﨑　研志
腫瘤を形成する炎症性皮膚疾患…小川　浩平
ダーモスコピーの基礎1　色素性母斑や
　悪性黒色腫(メラノーマ)………皆川　　茜
ダーモスコピーの基礎2　非色素細胞腫瘍
　…………………………………外川　八英
爪病変の診断と治療―爪甲色素線条・
　爪甲変形・爪白癬―………………田中　　勝
悪性腫瘍の診断と治療―診断のポイント・日光
　角化症・脂漏性角化症を含めて―…高井　利浩
薬疹の診断と治療…………………長谷川瑛人ほか
尋常性乾癬の最新の治療…………遠藤　幸紀
アトピー性皮膚炎の最新の治療…天野　博雄
皮膚科に送るべき疾患
　救急対応が必要な疾患…………浅井　　純
コラム　正しい凍結療法のやり方…梅林　芳弘
コラム　真菌検査法…………………山田　七子ほか
コラム　正しい生検法………………光井　康博ほか
コラム　マスクかぶれへの対応……荻田あづさ

掲載広告一覧

ペディグラス　表4

No.186　編集企画：
彦坂　信　国立成育医療研究センター診療部長

PEPARS　No.186
2022年6月15日発行（毎月1回15日発行）
定価は表紙に表示してあります.
Printed in Japan

発行者　末　定　広　光
発行所　株式会社　**全日本病院出版会**
〒113-0033 東京都文京区本郷3丁目16番4号
電話（03）5689-5989　Fax（03）5689-8030
郵便振替口座 00160-9-58753

印刷・製本　三報社印刷株式会社　電話（03）3637-0005
広告取扱店　㈾日本医学広告社　電話（03）5226-2791